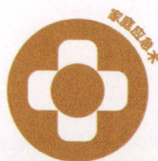

家庭应急术

家庭应急术

# 自己动手祛除小病痛

臧俊岐 主编

黑龙江科学技术出版社

HEILONGJIANG SCIENCE AND TECHNOLOGY PRESS

## 图书在版编目（CIP）数据

家庭应急术：自己动手，祛除小病痛 / 臧俊岐主编.
-- 哈尔滨：黑龙江科学技术出版社，2016.10（2023.8重印）
（家庭应急术）
ISBN 978-7-5388-8933-8

Ⅰ. ①家… Ⅱ. ①臧… Ⅲ. ①急救 Ⅳ. ①R459.7

中国版本图书馆CIP数据核字(2016)第206068号

# 家庭应急术：自己动手，祛除小病痛
JIATING YINGJISHU:ZIJI DONGSHOU, QUCHU XIAO BINGTONG

| | |
|---|---|
| 主　编 | 臧俊岐 |
| 责任编辑 | 王嘉英　王研 |
| 封面设计 | 深圳市金版文化发展股份有限公司 |
| 出　版 | 黑龙江科学技术出版社 |
| | 地址：哈尔滨市南岗区公安街70-2号　邮编：150007 |
| | 电话：（0451）53642106　传真：（0451）53642143 |
| | 网址：www.1kcbs.cn |
| 发　行 | 全国新华书店 |
| 印　刷 | 三河市燕春印务有限公司 |
| 开　本 | 723 mm×1020 mm　1/16 |
| 印　张 | 10.5 |
| 字　数 | 120千字 |
| 版　次 | 2016年10月第1版 |
| 印　次 | 2023年8月第2次印刷 |
| 书　号 | ISBN 978-7-5388-8933-8 |
| 定　价 | 68.00元 |

随着年龄的增长，意外伤害的出现，每个人都或多或少会有一些小病痛突然到访，对待小病痛，不一定要求医问药。"是药三分毒"，盲目滥用药物会产生很多不良反应，甚至引发某些新的疾病。自己在家动手按摩身上的穴位，做些对症食疗也是可以祛除小病痛的。

中医经络穴位理疗是一种神奇的自然疗法，了解经络穴位、开启人体大药，便能激活机体防御体系、抵御疾病侵袭。掌握其中的任何一个理疗方法，都能够受益终生。懂得经络养生，我们每个人都可成为妙手回春的神医，尽享手到病自除之喜，享受健康人生。

足疗也是一种调整身体状态、缓解生活压力、祛除小病痛的理想疗法。足疗可以加快血液循坏、调节神经系统、改善睡眠，是当代人们缓解压力、消除"亚健康"的新型养生之道。得益于前人的宝贵经验，经过长期而系统的探索实践，足部按摩在继承传统中医理论的基础上，结合人们的生理、心理特征，已经发展得越来越先进。随着医疗科学的发展进步，足部按摩术正逐渐成为一种成熟有效的医疗保健方法。

俗话说"病从口入"，很多疾病都和饮食不当有关。所以不仅要吃好，还要吃对、会吃。食物有其不同的营养功效和食用宜忌。比如：白萝卜润肺，黑豆补肾；阴虚体质者不宜吃大蒜、韭菜等食物。依据先人为我们总结的食物属性，顺应四季变化时的身体需要，科学选择食物，合理搭配膳食，采用健康的烹饪方式，就能够祛除疾病、吃出健康。此外，我国自古就有"寓医于食""药食同源"的说法，很多食物也是药材，它可以治愈疾病、调养气血。

生活中许多小病痛都是由不健康的生活方式引起的。现代人熬夜加班、不吃早饭、不加节制地大补特补、在寒冷的冬日穿薄丝袜，这些都在无形中损害着自己的健康。中医告诉我们，应该遵循春生、夏长、秋收、冬藏的自然规律和十二时辰的变化，有节制、有规律地安排饮食和起居，该吃饭时就吃饭，该睡觉时便睡觉，该穿厚时不穿薄，与自然和谐共处。坚持文明健康的生活方式，我们就可以少得病，甚至不得病。

本书语言通俗、讲解详细，有极高的实用价值，对各种小病痛进行了详细的阐述，并详细介绍了穴位按摩、足疗按摩、食疗、运动等治疗小病痛的方法，让我们自己动手，不去医院也能强身健体。

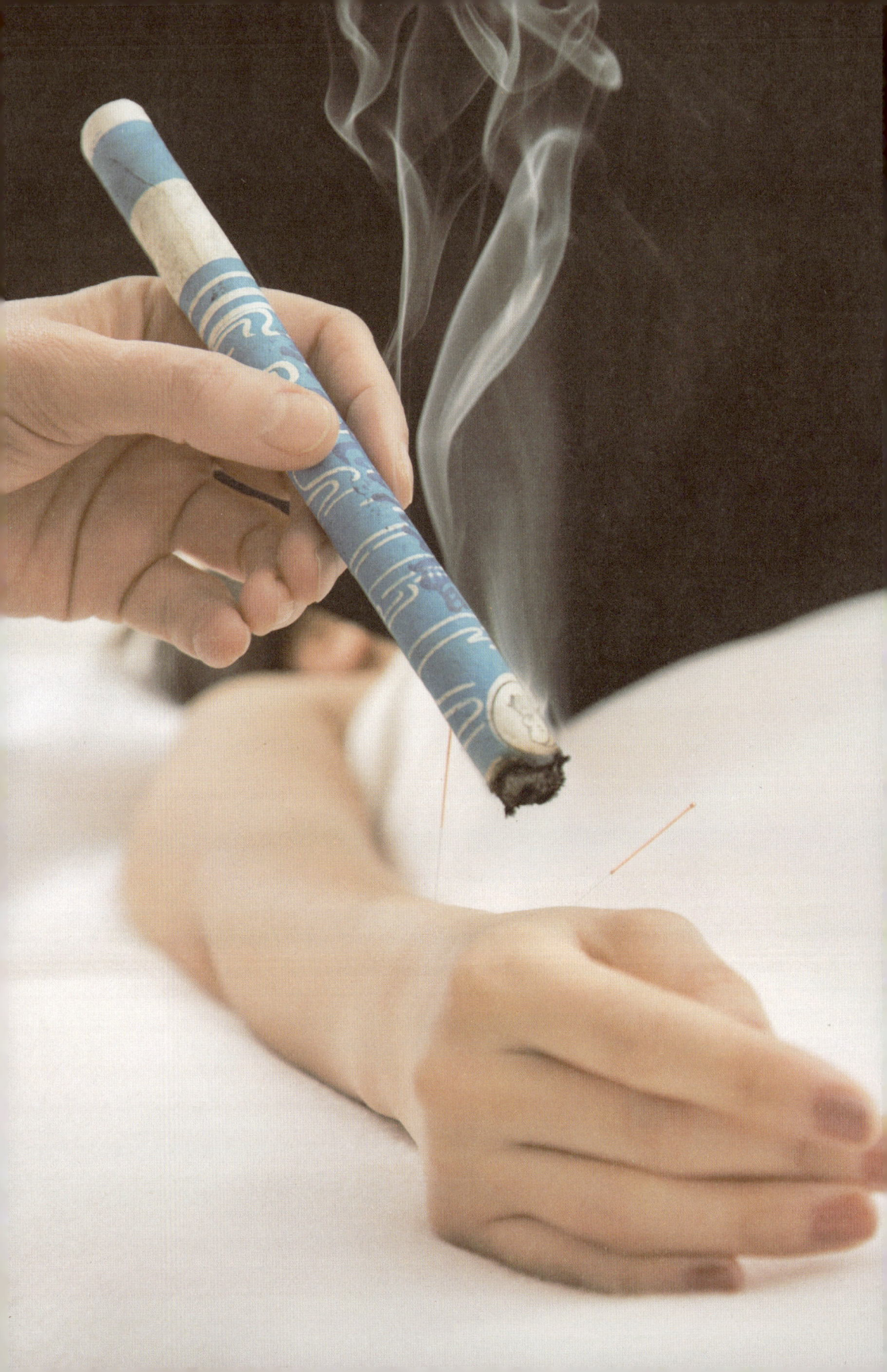

# 目录
## CONTENTS

# CHAPTER 03

# 心脑血管小病痛，要特殊对待

# CHAPTER 04

# 脾胃肠道不适，需快速治疗

# CHAPTER 05

# 颈肩腰腿易酸痛，要时常爱护

# CHAPTER 06

# 治疗五官小毛病，还你清爽面容

# CHAPTER 07
# 保养肌肤，轻松治疗小问题

# CHAPTER 08
# 缓解两性小病痛，生活更美满

# CHAPTER 01

# 手到病自除，
# 健康握手中

一个人的健康，就像雪山一样，看上去巍峨伟岸，却随时有崩塌的可能。所以，我们平时要多关注自己的身体。其实，身体自身有很强的自我修复能力，有些小病小痛，不用医药，利用身体的自愈力，自己在家动手按按穴位、泡泡脚，配合对症食疗等就可以治愈。

# 关注健康，莫让小病痛积少成多

　　很多人平时不注重健康的生活方式，该吃饭时不吃饭，该睡觉时加班、看电视、泡吧，或整天目不转睛地对着电脑，身体动也不动，吃饭时胡吃海塞，而只在生病时才着急忙慌地吃药、看医生，这时候才想起要关心一下自己的身体。

　　一个人的健康，就像雪山一样，看上去巍峨伟岸，却随时有崩塌的可能。所以，我们平时要多关注自己的身体，工作越忙，越要注意保养身体，不要等到失去健康时才后悔莫及。

　　没有人会否认健康的重要性，但是怎样做才能保证健康呢？有人说健康在于运动，多做运动就可以强健体魄，但事实证明那些长寿之人往往不是驰骋在竞赛场上的运动员；有人说不吸烟、不喝酒，规规矩矩就能健康长寿，但看看那些年逾百岁的老寿星，吸烟、喝酒的大有人在……这到底是怎么回事呢？

　　我们的周围有太多的细菌和病毒，甚至在身体内部也有细菌相伴，但是你没有办法把细菌、病毒赶尽杀绝。因为人和细菌、病毒一样是大自然的产物，大自然给了我们生存的权利，同时也给细菌和病毒生存的权利，存在就是合理的。在一般情况下，我们每个人和细菌、病毒可以处于一种和平共处的状态，各自相安无事。这也应了那句话"正气存内，邪不可干"。

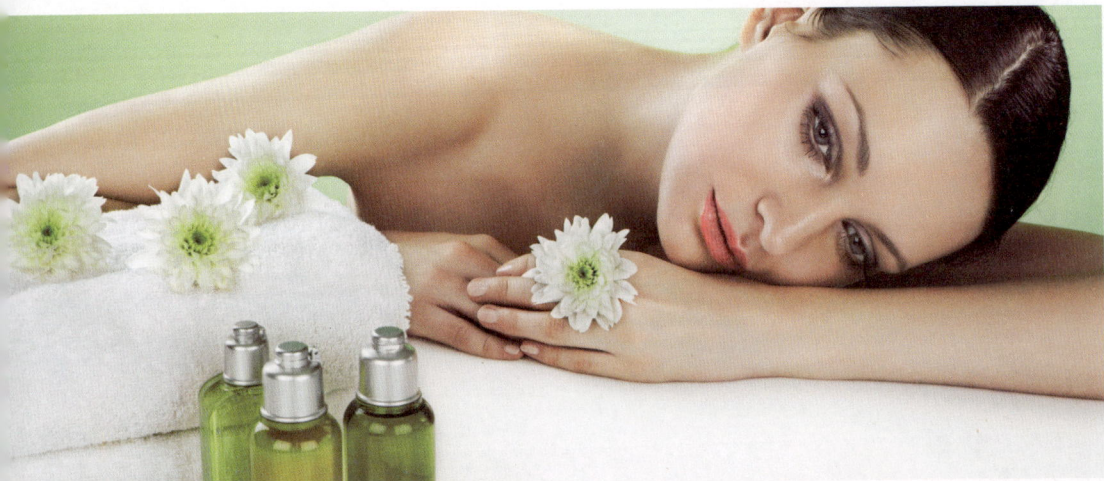

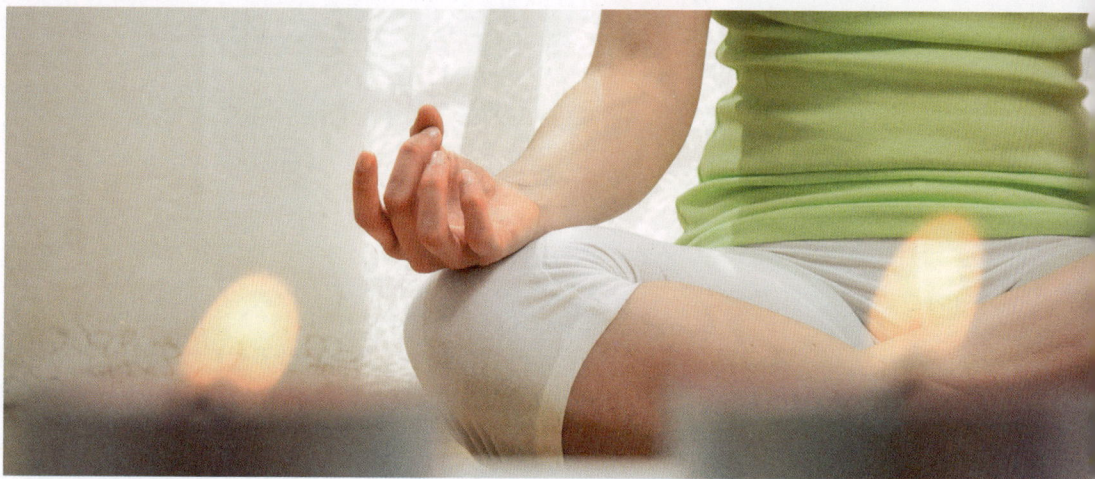

　　只要身体保持一种和谐、阴阳平衡的状态，任何细菌、病毒都不会对我们造成很大的伤害，但是如果外受"六淫"或内受"七情"的影响，使身体的内部环境发生了变化，那便给了细菌、病毒兴风作浪的机会，身体就会患病。这也帮那些困惑的人找到了答案：那些抽烟喝酒的人照样活得健康长寿，就是因为他们的身体达到一种内外和谐状态，他们觉得这样很舒心，即使有"邪"也不能兴风作浪；但是有些特别注重"生活品质"的人照样得病，就是因为他们把自己身体内部的大环境搞糟了，身心都不和谐了，吃什么、喝什么都不舒心，这样稍微有"邪"来侵袭，身体就招架不住，从而被疾病缠身，甚至失去了宝贵的生命。

　　那么，怎样做才能保持身体的平衡呢？其实，人体是很有灵性的，在漫长的进化中，已经形成了一套完善的生理平衡系统，它会自发地调节呼吸、饮食等活动来适应环境的需要，进而维持人体内部和人体与外界环境的动态平衡。所以，我们要遵循机体平衡系统的运行规律，在生活细节中顺应身体的平衡需求，该睡觉时睡觉，该起床时起床，春天要保养生机，冬天要注意收藏……

　　当然，一个人在追求平衡的时候，一定要牢记"因人而异""辨证施治"的原则，仔细分析自己的具体情况，看看自己属于何种体质，然后再确定具体的养生方法，以及需要把握的度，而不可依葫芦画瓢，照搬他人的养生方法，否则不仅不会达到好的效果，还会让自己的身体偏离平衡，让健康脱轨并越偏越远。

# 经络辅助治百病

中医认为，经络就是运行气血的路线，它分布在全身的上下里外。如果说身体是一座摩天大厦的话，那么经络就是隐藏在大厦墙里的电路，大厦灯火通明与否，全依仗这些电路是否通顺，一旦电路出现故障，大厦就会陷入黑暗之中。人体也是如此，一旦经络不通，我们的气血就不能顺利地运送到各个脏腑，身体随之也会出现问题。

《黄帝内经》里对人体经络的作用推崇备至。经络是"人之所以生，病之所以成，人之所以治，病之所以起"的根本，也就是说，人生下来、活下去、生病、治病的关键都是经络，可以说是"决生死、治百病"。具体来说，它有以下作用：

## NO.1 联络脏腑，沟通全身

经络可以把人的内脏、四肢、五官、皮肤、肉、筋和骨等所有部分都联系起来，就好像地下缆线把整个城市连接起来一样。通路顺畅，身体才能保持平衡与统一，维持正常的活动。

## NO.2 运行气血，营养脏腑

气血通过经络输送到身体各处，滋润全身上下内外，这是经络的第二个作用。每个人的生命都要依赖气血维持，经络就是气血运行的通道。气血运行滋养脏腑，人才能有正常的生理心理活动。

## NO.3 抗御病邪，保卫机体

外部疾病侵犯人体往往是从人体表面开始，再慢慢向里发展。经络内外与皮肤相连，可以运行气血到表面的皮肤，好像砖瓦一样垒成坚固的城墙，每当外敌入侵时，经络会首先发挥其抵御外邪、保卫机体的屏障作用。

## NO.4 反映内在，以表知里

"病从口入"就是因为吃了不干净的东西，使身体内的气血不正常，从而产生疾病。这种内生病首先表现为内脏的气血不正常，再通过经络反映在相应的穴位上。所以经络穴位还可以反映人内在的问题，中医称之为"以表知里"。

# NO.5 刺激经络，调整气血

人的潜力很大，我们的肝脏只有1/3在工作，心脏只有1/7在工作……如果它们出现问题，我们首先要做的是激发、调动身体的潜能。按照中医理论，内脏跟经络的气血是相通的，内脏出现问题，可以通过刺激经络和体表的穴位调整气血虚实。这也是针灸、按摩等方法可以治疗内科病的原因。

嘴不仅能吃饭，还能吃进细菌，成为疾病感染的途径。经络也一样，它可以运行气血，行使上面说的那些功能，但是人体一旦有病了，它也是疾病从外向里"走"的通路。知道了它们的循行规律，就可以利用这一点来预防疾病的发展。这就好比敌人来偷袭，如果我们知道了它的行军路线，就可以提前做好防护准备。

我国古代中医在长期的临床实践中就知道经络的存在，而且古人从实用的角度给经络下了一个定义：经络是人体气血运行的通路，内属于脏腑，外布于全身，将各部组织、器官联结成为一个有机的整体。

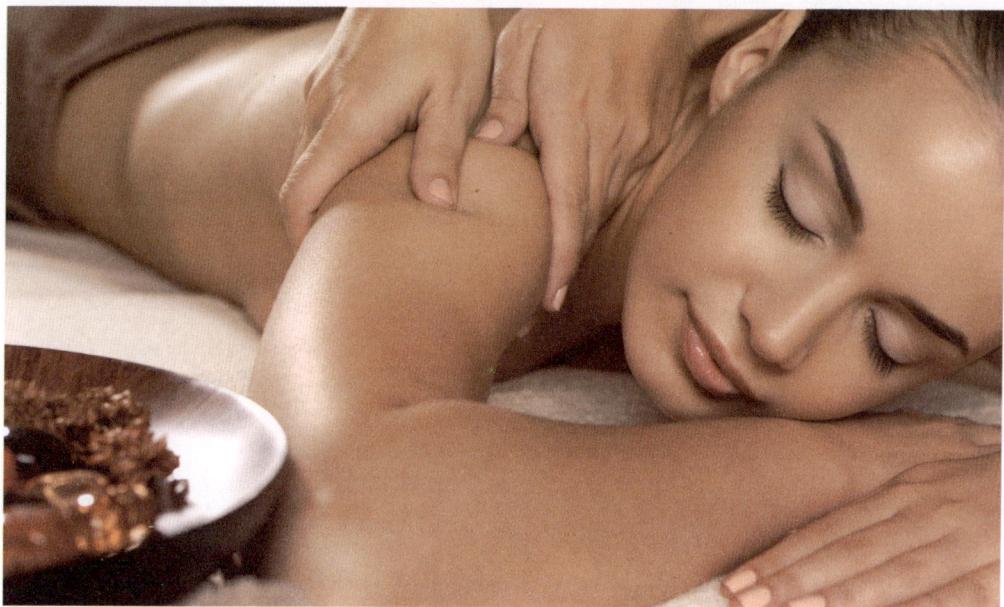

# 人体**百药齐全**，每处**穴位**都是一味大药

中医认为，人体当中的穴位主要有四大作用：首先，它是经络之气输注于体表的部位；其次，它是疾病反映于体表的部位，当人体生理功能失调的时候，穴位局部可能会发生一些变化，比如说颜色的变红或者变暗，局部摸起来有硬结或者是条索状的东西等；再次，我们可以借助这些变化来推断到底是身体的什么部位出现了问题，从而来协助诊断；最后，当人体出现疾病的时候，这些穴位还是针灸、按摩等疗法的刺激部位，当然我们也可以用这些穴位来预防疾病的发生。

人体中有那么多的穴位，我们怎样才能够将每一个穴位的作用都记住呢？其实方法很简单，我们只要掌握住其中的规律就可以了：

**第1条** ▶ 穴位在什么部位，就可以治什么部位的病。比如说膝关节附近的膝眼、梁丘、阳陵泉等都能治疗膝关节的疼痛。

**第2条** ▶ 穴位在哪条经脉上，就可以治疗这条经脉经过部位的疾病。比如说手阳明大肠经的合谷穴不仅可以治疗手部局部的病症，还可以治疗手阳明大肠经经过的脖子和头面部的疾病，如牙疼等。

**第3条** ▶ 有些穴位除了可以治疗所在经脉的疾病以外，还可以治疗相表里的经脉的疾病。比如说手太阴肺经的列缺穴，不仅可以治疗与肺相关的咳嗽、胸闷，还能治疗和肺经相表里的手阳明大肠经的头疼、脖子僵硬等。

**第4条** ▶ 有些特殊穴位具有特殊作用，比如说大椎穴可以退热，至阴穴可以矫正胎位等。

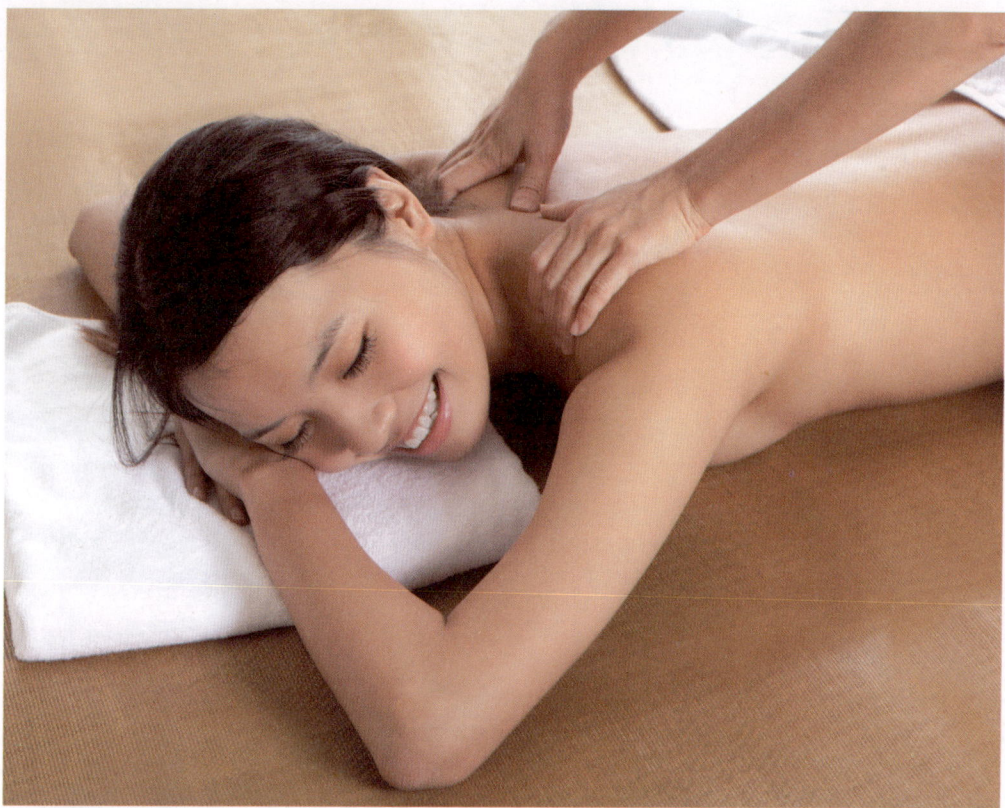

　　穴位的治疗作用同用药还是不太一样的，每个穴位对于身体的调节作用都是双向良性的。这就是说，在按摩穴位的时候，我们的身体会根据自身或虚或实的情况，来采取或补或泻的调节方法。比如说内关穴可以调节心率，不管心率是快还是慢，我们都可以取这个穴位。对每一处穴位施治都好似服用一剂大药，能够起到放松肌肉、解除疲劳、激发人的经络之气、通经活络，从而达到调整人体功能、平衡阴阳、调节脏腑、防病祛病、强身健体的目的。

　　目前我们人类的平均寿命才78岁，这距离现代生命科学预测的人类寿命125～175岁还相差很远，也说明我们的身体内还存在着巨大的潜能。我们周身的数百个穴位，便是人体中的百药。只要我们能够对其充分认识并好好开发和利用，便能够达到防治疾病、强身健体、延年益寿的目的。

# 刺激应急特效穴，身体健康一键恢复

## 1.太阳 ——消除疲劳的特效穴

太阳穴属经外奇穴，《达摩秘方》中将按揉此穴列为"回春法"，认为常用此法可保持大脑青春常在，返老还童。当人们长时间连续用脑后，太阳穴往往会出现重压或胀痛的感觉，这就是大脑疲劳的信号，这时施以按摩效果会非常显著。按摩太阳穴可以给大脑以良性刺激，能够解除疲劳、振奋精神、止痛醒脑，并且能继续保持注意力的集中。

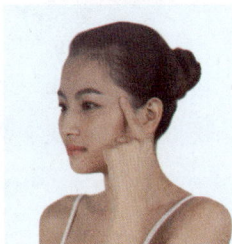

## 2.四白 ——让你绽放迷人光彩

四白穴是胃经重要穴位之一。四白穴位于人体面部，瞳孔直下，当眶下孔凹陷处。刺激四白穴有预防皱纹、改善皮肤的功效，而且还能很好的预防眼病，对眼部起到很好的保健作用，还能促进脸部血液循环，使皮肤红润有光泽，治疗黑眼圈、眼袋。指压该穴道，能提高眼睛功能，对于近视、色盲等眼部疾病很有疗效。

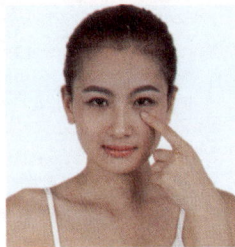

## 3.内关 ——心脏的保护伞

内关穴位于手掌内侧手腕处横纹，往上约三指宽的中央。按摩内关穴可以宁心安神、宽胸理气、和胃止痛、降逆止呕，还能激活心包经的气血，使心包经内气血充盈，从而使心脏得到调养，心脏功能得到改善。按摩内关穴可治疗心痛、心慌、胸闷、气短、呕吐、眩晕、哮喘、偏头痛、肘臂挛痛、手麻等疾病，并可预防各种心脏疾病，增强心肺功能。

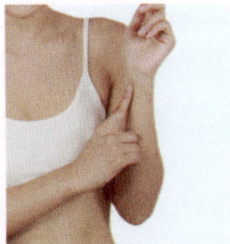

## 4.太溪——慢性肾病的灵丹妙药

太溪穴位于足内侧，内踝后方，内踝尖与跟腱之间的凹陷处。太溪穴古称"回阳九穴之一"，重在补肾，具有明显提高肾功能的作用，可治疗慢性肾功能不全、慢性肾炎、糖尿病、肾病等病症。特别是对患有慢性肾病的患者效果最为明显。对于肾炎病人，按揉后可使其高血压有一定程度的降低。

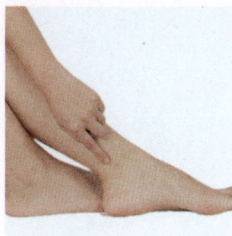

## 5.合谷——抗击疼痛的自然疗法

合谷穴位于手背，第二掌指关节与阳溪穴之间的中点处，稍靠近食指侧。坚持按揉刺激该穴，可以获得自然治愈疾病的功效，适用于缓解各种疼痛，无论外伤还是内科疾病引起的疼痛，均有良好的镇痛作用，尤其对缓解晚期癌症病人的恶性痛有一定作用。

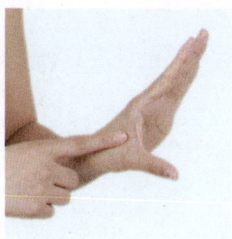

## 6.中脘——治疗胃病的专家

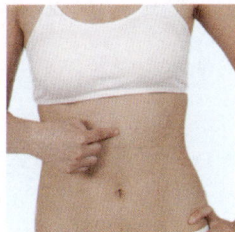

中脘穴位于上腹部，前正中线上，脐中上4寸处。中脘穴最能反映脾胃的运化功能。若胃的受纳一旦出现障碍，就会影响人的消化、吸收功能，导致机体营养不良、各项生理功能减弱。中脘穴号称胃的"灵魂腧穴"，具有健脾和胃、补中益气之功，主治各种胃腑疾患。

## 7.命门——让你拥有强健的腰身

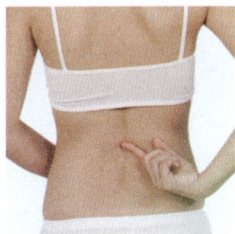

命门穴位于后背两肾之间，第二腰椎棘突下，与肚脐相平的区域。命门之火就是人体阳气。从临床看，命门火衰病与肾阳不足证多属一致。刺激命门穴可强肾固本、温肾壮阳、延缓衰老，并对阳痿、遗精、腰痛、肾寒阳衰、四肢困乏、腿部水肿、耳部疾病等症有良好的治疗作用。

## 8.太冲 —— 疏肝理气，缓解怒气

太冲穴位于足部的背侧，大脚趾与第二个脚趾的中间。太冲穴是肝经的原穴，按摩太冲穴有利于疏肝理气，缓解易生气、睡不好、压力大的烦恼心情。此外，太冲穴还可以在你发热的时候帮你发汗，可以在你紧张的时候帮你舒缓压力，可以在你昏厥的时候将你唤醒，可以在你抽搐的时候帮你解痉。

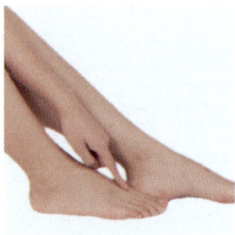

## 9.百会 —— 增加人体真气

百会穴位于头部，在两耳尖端连线与头部前后正中线的交叉点。经常刺激百会穴，可开发人体潜能，增加体内的真气，调节心脑血管系统功能，益智开慧，澄心明性，轻身延年，青春不老，并能治疗头痛、眩晕、脱肛、昏厥、低血压、失眠、耳鸣、鼻塞、神经衰弱、脑卒中、阴挺等症。

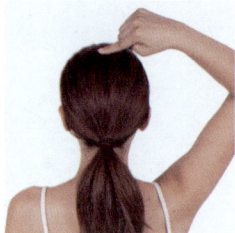

## 10.涌泉 —— 人体长寿延年大穴

每个人都有多个"长寿穴"，涌泉穴就是其中之一。涌泉穴位于足底，在足掌的前1/3处，屈趾时凹陷处便是，为全身腧穴的最下部，乃是肾经的首穴。经常按摩此穴，有增精益髓、补肾壮阳、强筋壮骨之功，并能治疗多种疾病，如昏厥、头痛、休克、中暑、偏瘫、耳鸣、肾炎、阳痿、遗精等。

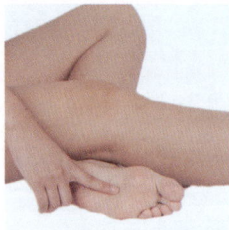

## 11.足三里 —— 补脾健胃的要穴

足三里穴位于外膝眼下3寸，属足阳明胃经。胃经为多气多血之经，与脾经互为表里，共同构成了人体的后天之本、气血生化之源，所以艾灸足三里穴最直观的功效则是调养脾胃、滋养气血，并且能够促进机体的新陈代谢，增强人的消化、吸收、免疫功能，还能消除疲劳、防病健身、延年益寿。

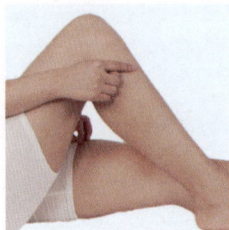

## 12.关元——固护元气首选穴

关元穴位于下腹部，前正中线上，脐中下3寸处。关元穴为保健强壮的要穴，具有固护元气的作用。这个穴位是男子藏精、女子藏血之处，主生殖，主元气，故为全身养生保健、强壮的要穴。长期刺激关元穴可使人元气充足、延年益寿，对于各种虚损及泌尿生殖系统病症，如遗精、早泄、遗尿等均有疗效。

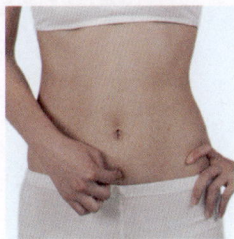

## 13.气海 ——人体性命之祖

气海穴属于任脉，是体内阳气、阴血汇聚之海，承担着气血生化之源的作用。气海穴所在处，也就是女性子宫所在之处，宫寒血瘀则众病丛生，宫暖血畅则一身轻松。气海有益肾固精、升阳补气、补虚固本、调理冲任、通经散瘀、行气化浊的功能。

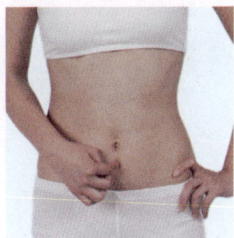

## 14.神阙 ——人体最隐秘、最关键的要害穴位

神阙为任脉上的阳穴，命门为督脉上的阳穴，二穴前后相对、阴阳和合。同时，神阙穴亦是人体的长寿大穴。经常对神阙穴进行刺激，可使人体真气充盈、精神饱满、体力充沛、腰肌强壮、面色红润、耳聪目明，并对腹痛肠鸣、泻痢脱肛等有独特的疗效。

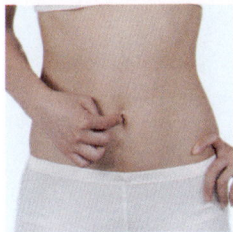

## 15.三阴交 ——生殖系统的"阳光天使"

三阴交位于足内踝上3寸，是脾、肝、肾三条阴经的交点，兼有调控三条经络的作用，具有健脾和胃、补调肝肾、行气活血、滋阴生津、疏经通络的作用。此穴对增强腹腔诸脏器，特别是男女生殖系统的健康有重要作用。按摩三阴交可治月经不调、崩漏、赤白带下、子宫脱垂、经闭等疾病。

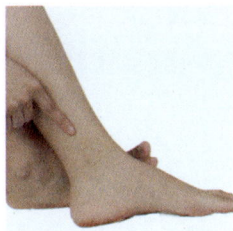

# 三大理疗手法，祛病祛痛疗效快

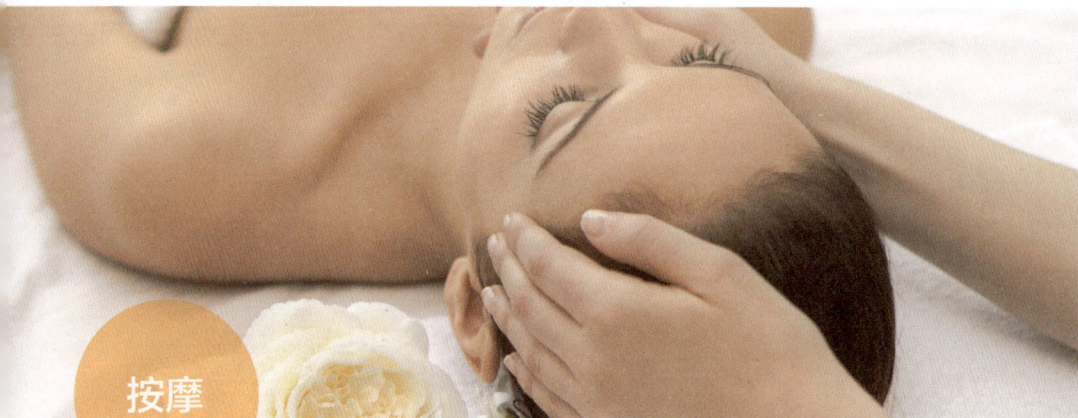

按摩

　　按摩的关键在于找准穴位。穴位很小，在皮肤深处，用手指压时会有痛和特殊的感觉，如果刺激在正确部位，身体状况可以变好。

　　找准穴位后，可以学一些简便的刺激穴位方法，例如：指压、牙签按穴等。一般情况下，刺激穴位的次数与时间都不尽相同，但大致上按压时持续用力时间以3～5秒为好。同一穴位按压3～5秒，放松3～5秒，循环进行5～10次为好。

　　当然，按摩的时间和次数并不是固定的，我们也可以根据自己的身体状况来减少或者增加时间和次数。身体疲劳时候，可以少按几下，按得不过瘾时，可多按几下，但切忌操之过急，应以感到"痛快感"为准。最好的按摩时间是早上起床后或者晚上睡觉前，也可利用空闲时间随时按摩，比如乘车时、看电视时等，总之按摩可以随时随地进行。

　　穴位按摩的方法有很多，适合普通人使用的穴位按摩法就是按揉法，这种方法最简单，即将手指放在穴位上，依顺时针方向按揉。按压穴位时，呼吸非常重要。吸气的时候肌肉紧绷，呼气时则松弛，因此在吸气的时候按压穴位会造成肌肉痛楚感。按压穴位的时候，首先要缓慢地吐气再按压，并在缓慢吐气的时候放松力度。同时要注意，指甲不要过长，以免按压穴位时伤到皮肤或折断指甲。

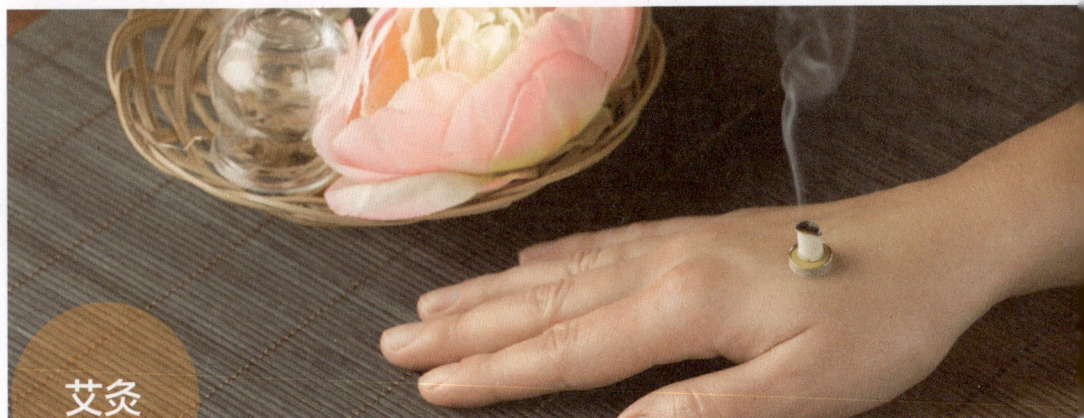

## 艾灸

艾灸的操作一般都较为简单，与针灸相比，它不需要专业的行针手法，而且灸的范围较大，取穴也没有针灸严格。

艾条灸是目前人们最为常用的灸法，因其方便、安全、操作简单，最适于进行家庭自我保健和治疗。根据艾条灸的操作方法，分温和灸、雀啄灸、回旋灸和艾灸盒灸4种。

温和灸的操作方法为施灸者手持点燃的艾条，对准施灸部位，在距皮肤3厘米左右的位置进行固定熏灸，使施灸部位温热而不灼痛，一般每处需灸5分钟左右。

雀啄灸的操作方法为施灸者手持点燃的艾条，在施灸穴位皮肤的上方约3厘米处，如鸟雀啄食一样做一上一下的活动熏灸，一般每处熏灸3~5分钟。

回旋灸的操作方法为施灸者手持点燃的艾条，在施灸部位的上方约3厘米高度，根据病变部位的形状做速度适宜的上下、左右往复移动或反复旋转熏灸，使局部范围内的皮肤温热而不灼痛。

艾灸盒灸的操作方法为打开灸盒上面的盖子，将一整根艾条插入灸孔后点燃，里面的夹子可以固定艾条不松动，然后再把盖子合上。将艾灸盒放置在需要艾灸的部位，灸治10~30分钟，以皮肤潮红发热为度。

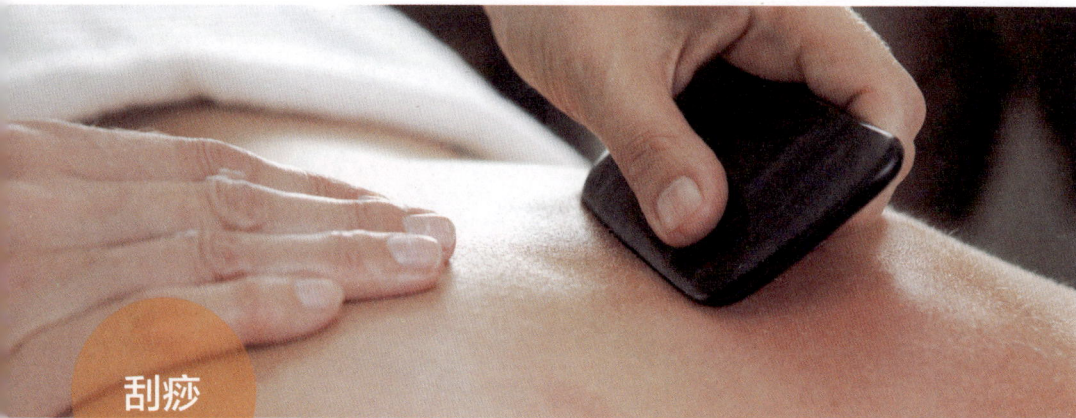

刮痧

　　刮痧其实就是通过排毒和刺激血液循环，让身体重新恢复到健康状态的过程。刮痧疗法的作用部位是体表皮肤，皮肤是机体暴露于外的最表浅部分，直接接触外界，且对外界气候环境等变化起适应与防卫作用。

　　正确的拿板方法是把刮痧板的长边横靠在手掌心，大拇指和其他四根手指分别握住刮痧板的两边，刮痧时用手掌心的部位向下按压。单方向刮拭，不要来回刮。刮痧板与皮肤表面的夹角一般为30°～60°，以45°角应用得最多。

　　常用的刮痧手法有角刮法和面刮法两种。

　　角刮法分为单角刮法和双角刮法。单角刮法是用单刮痧板的一个角，朝刮拭方向倾斜45°，在穴位处自上而下刮拭。双角刮法以刮痧板凹槽处对准脊椎棘突，凹槽两侧的双角放在脊椎棘突和两侧横突之间的部位，刮痧板向下倾斜45°，自上而下刮拭。

　　面刮法的操作方法为将刮痧板的一半长边或整个长边接触皮肤，刮痧板向刮拭的方向倾斜30°～60°，自上而下或从内到外均匀地向同一方向以直线刮拭。这种手法适用于比较平坦部位的经络和穴位。

# 拉筋拍打**助抗衰**，年轻身体**少病痛**

拉筋疗效首先表现在祛痛上。十二筋经的走向与十二经络相同，故筋缩处经络也不通，不通则痛。拉筋过程中，髋部、大腿内侧、腘窝等处会有疼痛感，说明这些部位筋缩，相应的经络不畅。拉筋使筋变柔，令脊椎上的错位得以复位，于是"骨正筋柔，气血自流"，腰膝、四肢及全身各处的痛、麻、胀等病症也会因此消除、减缓。

其次，拉筋还可以达到排毒的效果。拉筋可打通背部的督脉和膀胱经。中医认为督脉是诸阳之会，元气的通道，此脉通则肾功加强，而"肾乃先天之本，精气源泉"，人的精力、性能力旺盛都仰赖于肾功能的强大。督脉在脊椎上，而脊髓直通脑髓，故脊椎与脑部疾病有千丝万缕的联系。膀胱经是人体最大的排毒系统，也是抵御风寒的重要屏障，膀胱经通畅，则风寒难以入侵，内毒随时排出，肥胖、便秘、粉刺、色斑等症状自然消除、减缓。

## 心悸、心烦按劳宫

心悸、心烦一般来说是阴血缺失、心火亢盛所致。按摩劳宫穴可以有效解决此类问题，有补充心血、清热泻火、开窍醒神的作用。

心包经和心脏的健康密切相关，劳宫穴就在心包经上，古代医家一直将劳宫穴的主治症状放在神志病以及心病方面。

将手握拳，中指尖所指向的位置便是劳宫穴，每天晚上19～21点刺激劳宫穴10分钟，可使疗效达到最大化，让自己的心境慢慢平复，可以很好地达到抗衰老的作用。

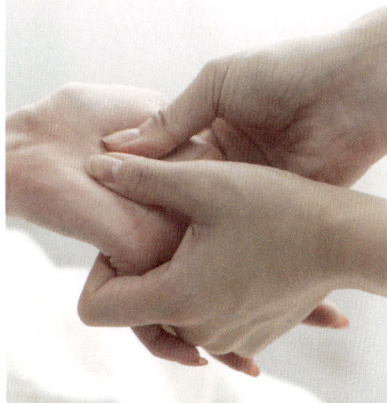

## 简单指压脸部，让肌肤保持活力与弹性

指压是用手指沿着经络压迫穴位的治疗方法，有促进面部血液循环、使面色更加红润、增强肌肤弹性的美容功效，同时指压法还可以刺激脑神经系统，使人体身心双重放松，对解除生活压力也很奏效。

❶用中指轻轻按压眉毛内侧，**可以有效缓解眼皮红肿，增强视力。**

❷用中指按压眉毛尾和眼角延长线的交点，**具有预防眼部肿胀、眼角下垂、鱼尾纹滋生，及促进血液循环的疗效。**

❸轻轻握拳，用食指侧面从里向外挤压眼睛下部，**具有预防眼睛下部产生皱纹、眼袋的疗效。**

❹用食指从里向外挤压眼睑，**可以预防眼睑下垂。**

❺用手掌轻轻按压下颌两侧，**有助于预防下颌肌肉肥大。**

❻用手从下到上轻轻按压下颌至前额，**有助于预防下颌肌肉肥大及面部红肿。**

❼按压眉毛尾部和颧骨交叉点，**可以促进血液循环、预防面部发肿。**

❽头部稍稍抬起，按压下颌底部凹陷的部位，**有助于预防双下巴。**

❾按住下颌底部凹陷的部位，托住下颌向上抬起，**有助于祛除下巴多余脂肪。**

❿用手指轻轻抚摸下颌关节两侧，**有助于促进血液循环，预防下颌咬肌变大。**

## 去皱按摩方，重现青春娇嫩肌肤

随着年纪的增大，女人的身体开始衰老，变化最明显的就是女人原本光滑的脸上开始出现了皱纹。肌肤保养需防微杜渐，唯有从皱纹尚未造访之际便严防死守，认真做好抗老功课，无龄肌才会真正由梦想变成现实。

**眼尾** ▶ ①先用一手将眼尾轻轻向外拉平，另一手的无名指沿着眼尾处以画圈方式按摩。
②用中指与无名指指腹轻柔按压眼角处，刺激肌肤血液循环。

**嘴角** ▶ 用中指指腹由下往上以画圆的方式按摩，连续3~5次。

| 法令纹 | ▶ | 从法令纹底部向上朝着鼻翼两侧推进，以拇指和食指指尖轻轻按压肌肤。按压动作需均匀对称，沿法令纹的走向按摩，重复5次。 |
| --- | --- | --- |
| 眉心 | ▶ | 用中指指腹沿着眉心由下往上交叉按摩。 |
| 额头 | ▶ | ①用手掌掌心沿着额头由下往上轻抚。<br>②双手贴耳，指尖按住发际线的部位用力向后拉，眼睛努力往下看，帮助拉伸额头上的皮肤，缓解抬头纹的形成。 |

## 抗衰老，按摩颈部是重中之重

"从脖子上可以看出女人的年龄。"很多女人只对脸部采取养护措施，各种昂贵的护肤品都毫不吝啬的往脸上抹，却忽视了对颈部的呵护。经常按摩颈部，可以保持颈部皮肤光滑、细嫩、有弹性，减少或消除皱纹，避免颈部脂肪堆积。

### 【具体方法】

在颈前两手自下而上按摩，如果方向相反，由上往下按摩，不但会使皮肤下垂，还会加速衰老。颈后按摩则是在耳后附近，斜向下力度适中地按压。重复以上动作3次，每晚睡觉前做按摩，对预防颈部的细纹，舒缓颈椎疲劳及恢复颈椎的健康都有好处。按摩时，注意动作要轻柔。

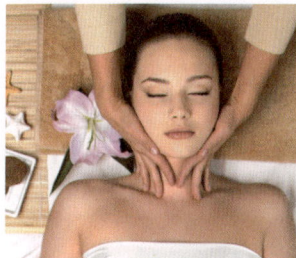

## 面部三步按摩法，轻松搞定皮肤松弛

肌肤松弛的原因是因为肌肉逐渐衰老，因此只进行肌肤表面的护理是无法完全解决肌肤松弛问题的。一位美容大师说，真正肌肤修复的办法是按摩，透过手的力量让肌肤重新"活"起来。

- **脸部松弛：** ①用手掌包裹住脸庞，向上做提拉的动作。
  ②嘴巴张大做发音练习。
- **颈部松弛：** ①用中指按压耳下腺部位。
  ②手指往锁骨方向滑动，带动周围气血的流动。
- **嘴部松弛：** ①用指尖按压住嘴角，然后向上提拉。
  ②对于嘴唇上方的纵向皱纹，用手指按压住，然后向左右方向扩展。
  ③尽可能夸张地微笑。
  ④做发音练习，锻炼嘴巴周围的肌肉。

## 乳四穴，常按可丰胸

中医认为，乳房的发育与气血有十分密切的关系。如果身体气血不足，就会影响身体发育，使乳房发育不健全。当女人过了30岁，身体就会出现一系列的衰老症状，乳房下垂也是其中一个症状。因此，女人平时要注意补气血，可以通过按摩乳四穴达到丰胸的目的。

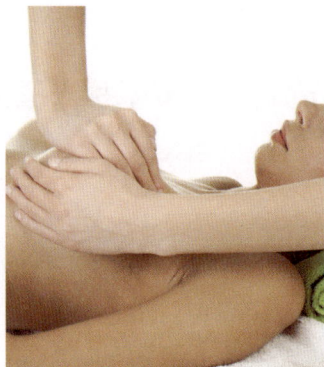

乳四穴，共有4个穴位，分别分布在以乳头为中心的垂直和水平线上，分别距乳头2寸。经常按摩这4个穴位可以疏通局部气血经络，改善乳房的血液循环。

## 经常刺激阳池穴，祛除体寒暖身体

中医认为，体寒是百病之源。受体寒影响，血液在血管运行不畅，就会感觉四肢冰冷，有的还会引发痛经等问题。由于气血不能遍及全身，体内的能量就不能滋润皮肤，皮肤就会失去生气，因此更容易出现衰老。

阳池穴是支配全身血液循环及激素分泌的重要穴位。经常刺激这个穴位，可以振奋人体的阳气，能通畅血液循环、温暖身体。

刺激阳池穴一定要慢慢地进行，时间要长，力度要轻揉和缓。最好两手齐用，先用一只手的中指按压另一手的阳池穴。再换过来用另一只手的中指按压这只手上的阳池穴。

# 善用**足浴足疗**，小病小痛**一扫光**

　　双足在人的一生中起着非常重要的作用，人体足部集中了与身体所有器官相关的经络穴位。足部按摩保健是通过对人体双足的经络、穴位、反射区施以适当力度和手法的按摩刺激，以达到调整脏腑虚实、疏经活血、散风降温、调节机体功能、改善睡眠、消除疲劳、增强人体免疫力以及预防和治疗某些疾病的作用。

　　它是一种调整身体状态、缓解生活压力的理想疗法。足部按摩可以加快血液循坏、调节神经系统、改善睡眠。足疗按摩法没有不良反应，改善健康状况的效果很可观，只要按摩伸手可及的脚，就能知道身体状况，进而进行治疗和预防，且随时随地、任何人都可以做到，几乎不用任何费用。时至今日，足浴保健已渐渐被城市白领接受，成为集休闲、娱乐、社交为一体的健康活动，是当代人们缓解压力、消除"亚健康"的新型养生方法，同时，它的美容功效也越来越受到人们的关注。与化妆美容、手术美容等方式相比，足疗"治病"的理念是任何一项单纯的美容术所无法比拟的。

　　随着医疗科学的发展进步，足部按摩术逐渐成为一种成熟有效的医疗保健方法。

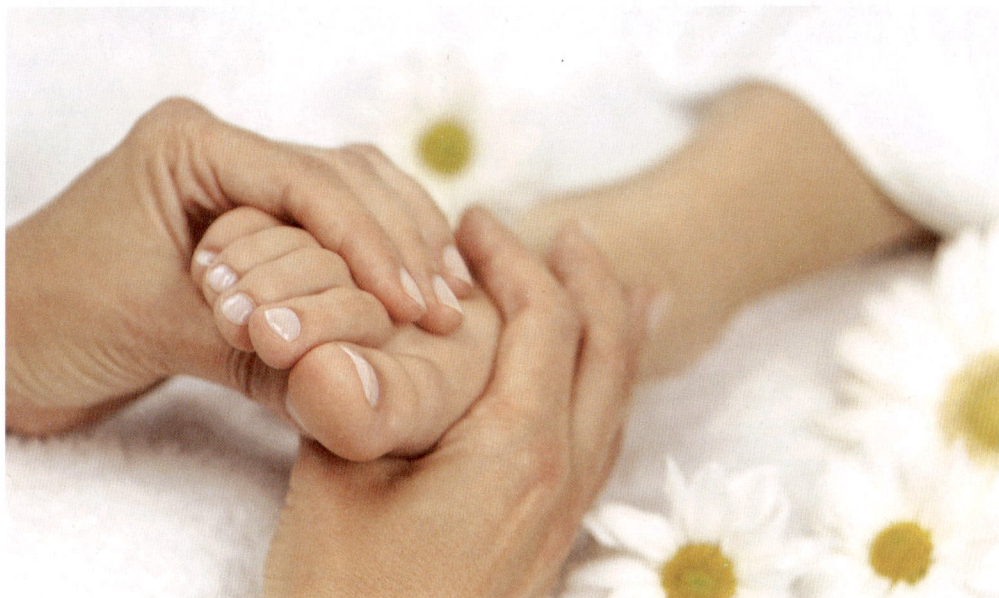

从广义上讲，足浴也是足疗的一种。它源于我国远古时代，是人们长期社会实践的积累和总结，至今已经有3000多年的历史。

足浴俗称泡脚，它是一种通过水的温热作用及借助药液熏洗的治疗作用，达到透达筋骨、理气和血、强健体魄的疗养方式。足浴疗法通常分为足热水浴疗法和足药浴疗法。足热水浴疗法是指通过水的温热和波动，对足部各穴位进行持续刺激，从而畅通经络、促进气血运行、改善新陈代谢，达到防病保健的效果；足药浴疗法是指选择合适的药物，用水煎去渣后再兑入温水，然后用之浸泡双脚的行为。这样，药液在温水的作用下，通过皮肤的渗透和黏膜的吸收进入人体血液循环系统，进而输散到人体的全身，达到防病、治病的目的。

"春天洗脚，升阳固脱；夏天洗脚，暑湿可祛；秋天洗脚，肺润肠濡；冬天洗脚，丹田温灼。"这样的民间歌谣是人们对足浴推崇的真实写照。在历经了数千年演变的中华文明中，这一传统保健术的精华不但被继承下来，而且得到了更大的发展。在当代，简单、有效、方便的健康理念正在逐步深入人心，越来越多的人们更加崇尚自然健康的治病保健方法。随着药物不良反应的增多和药源性疾病的不断涌现，足浴这种绿色疗法也越来越受到大家的认可和欢迎。同时足浴也成为当代人缓解压力、消除"亚健康"的新型养生之道。

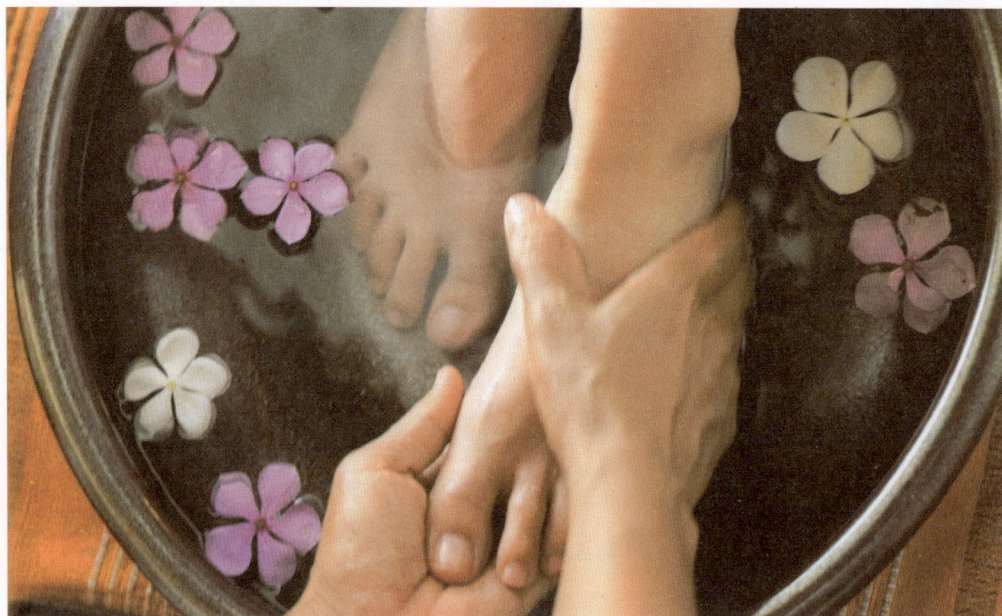

# 五色入五脏，辨食物颜色补五脏

人有五脏，天地亦有五行，五脏配有五行。五行除了代表金、木、水、火、土这五种我们熟悉的物质外，还代表着我们的五脏，即心、肝、脾、肺、肾，同时还可引申出五色，即红、青、黄、白、黑。《黄帝内经·灵枢》中将面部的五色同五脏相互联系，青色属肝、红色属心、白色属肺、黄色属脾、黑色属肾，五色同五脏有着特定的对应关系，因此我们可以通过摄取不同颜色的食物补养五脏。

| | |
|---|---|
| **青色**<br>对应五行为木，入肝可增强肝脏之气 | 肝为解毒的器官，因此青色食物有一定的清肝解毒作用。那些血压高、脾气大，动辄肝火上冲的人，平时可以多吃点儿绿色蔬菜，比如青皮萝卜、芹菜、莴笋、油菜等。 |
| **红色**<br>对应五行为火，入心可增强心脏之气 | 红色、温性的食物如辣椒、羊肉、荔枝、樱桃等，有温补心火、心阳的作用，而红色、寒凉的食物，则有清心热、心火的作用，如红心萝卜、西红柿等。 |
| **黄色**<br>对应五行为土，入脾能增强脾脏之气 | 黄色的食物多有补益脾胃的功能，可提高脾脏功能的抗病能力，像小麦、小米、玉米、板栗等，有补脾益胃、长养气血的功能。 |
| **白色**<br>对应五行为金，入肺可增强肺脏之气 | 白色食物如百合、银耳、莲藕、白果、鸭肉等可以滋养肺阴。 |
| **黑色**<br>对应五行为水，入肾能增强肾脏之气 | 凡黑色的食物，像黑豆、黑米、黑木耳、海带、乌鸡等都能补肾。 |

我们所吃的蔬菜及肉类都是在大自然中孕育而生，吸取天地精华而长成，为万物之灵的人类提供了食物来源。人也是这个物质世界的组成部分，因此要想与自然和谐相处，就需要用五色食物在体内达到一个平衡。我们在平时饮食中，也应该根据自己的体质情况，选择不同颜色的食物，这样有益于五脏的养护。

# 饮食**禁忌**，细节决定**健康**

　　我们吃进去的食物，都要经过胃的消化吸收，才能转化为营养物质为人体所用。可以说，胃的健康决定着整个身体的健康。俗语说胃病"三分靠治，七分靠养"，胃病是一种慢性病，不可能在短期内治好，治病良方就是"养"，急不来。从诱发胃病的病因来分析，可以通过改变不健康的生活方式，调整饮食习惯，改善情绪等，就能起到缓解胃病的作用。尽管胃病的种类较多，其致病因素也较复杂，但胃病往往与饮食关系最为密切。因此胃病的日常调养应以饮食调养为主。

### 平时应当注意食用有营养的食物

多吃些高蛋白食物及高维生素食物，保证机体的各种营养素充足，防止贫血和营养不良。对贫血和营养不良者，应在饮食中增加富含蛋白质和血红素的食物，如瘦肉、鸡、鱼、肝、腰等内脏。高维生素的食物有深色的新鲜蔬菜及水果，如绿叶蔬菜、西红柿、茄子、红枣等。每餐最好吃2～3个新鲜山楂，以刺激胃液的分泌。

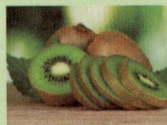

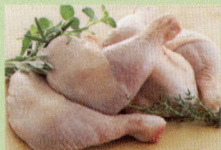

### 注意酸碱平衡

当胃酸分泌过多时，可喝牛奶、豆浆，也可吃馒头或面包以中和胃酸；当胃酸分泌减少时，可用浓缩的肉汤、鸡汤、带酸味的水果或果汁，以刺激胃液的分泌，帮助消化，要避免引起腹部胀气和含纤维较多的食物，如豆类、豆制品、蔗糖、芹菜、韭菜等。

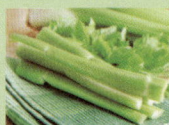

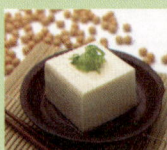

　　当患有萎缩性胃炎时，宜饮酸奶。酸奶中的磷脂类物质会紧紧地吸附在胃壁上，对胃黏膜起到保护作用，使已受伤的胃黏膜得到修复。酸奶中特有的成分——乳糖分解代谢所产生的乳酸、葡萄糖醛酸能增加胃内的酸度，抑制有害菌分解蛋白质产生毒素，同时使胃部免遭毒素的侵蚀，有利于胃炎的治疗和恢复。

### 少吃味精、酸辣及过咸食物

饮食当以清淡食物为主，过量味重、酸辣之品会刺激胃酸分泌，加重病情。但少量的生姜和胡椒可暖胃并增强对胃黏膜的保护作用。

### 少吃太油腻或煎炸食品

饮食当尽量选择易消化的食物为主，可适量进食肉类，但炒煮一定要熟，也不要吃半生的蔬菜。

### 少吃冰冻和过烫食物

为避免对胃过度刺激，饮食要温度适中，喝汤或饮水均不宜过热。

### 少吃含酸量多的水果

胃酸分泌过多的病人，注意不要吃杨梅、青梅、李子、柠檬等含酸量较多的水果，否则，可使病情加重，并严重妨碍溃疡的正常愈合。

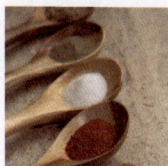

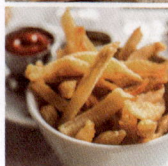

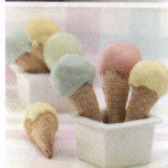

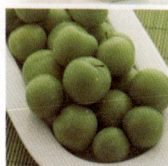

另外，有胃病的人还应该戒烟，戒饮酒、咖啡、浓茶、碳酸性饮品（汽水），不吃酸辣等刺激性食物。胃的脾性喜燥恶寒，因而冷饮也必须要戒，食物以温热为好。胃病患者有两种饮料应该多喝，一是牛奶，二是温水。牛奶可以在胃内形成一层保护膜。每天早上起床后先喝一杯牛奶，再吃东西，是再好不过的。多喝水，特别是温水，因为人在大部分情况下会把缺水误认为是饥饿。

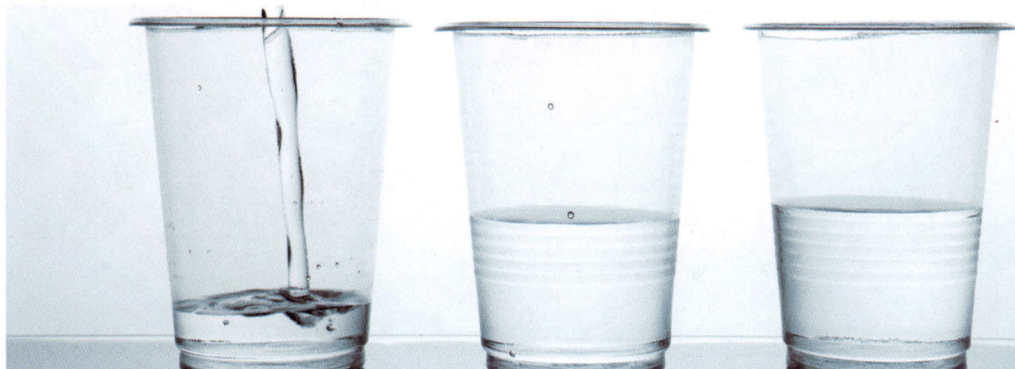

## 养胃应该在饮食上下功夫，以下几种原则，生活中须特别注意。

- **定时定量：** 即每日三餐定时，到了规定时间，不管肚子饿还是不饿都应主动进食，避免过饥或过饱，使胃保持有规律的活动。每餐还应保持食量适度。

- **温度适宜：** 饮食的温度应以"不烫不冷"为度，否则，过烫过冷的食物进入胃部之后，都会刺激胃黏膜，久而久之，易引发胃病。

- **细嚼慢咽：** 对食物充分咀嚼，使食物尽可能变"细"，以减轻胃的工作负担。咀嚼的次数愈多，随之分泌的唾液也愈多，对胃黏膜的保护作用也愈强。

- **饮水择时：** 最佳的饮水时间是早晨起床空腹时及每次进餐前一小时。餐后立即饮水会稀释胃液，汤泡饭也会影响食物的消化。

- **适当补充维生素C：** 维生素C对胃有保护作用，胃液中保持正常的维生素C量，可有效发挥胃的功能，保护胃部和增强胃的抗癌力。

- **多甘多暖：** 甘味食物能滋补脾胃。比如山药、小米、南瓜等食物，都具有很好的补益脾胃的作用，且可以提高免疫力。

　　**另外，还要注意的是让胃适度休息：** 美食当前，适可而止。应多吃蔬果，减少油腻；早晚多喝粥；尽量少吃糯米类制品、甜食类，以及含咖啡因的饮料、烈酒，这都是为胃"减负"的好方法。恢复规律的进餐时间，即使过节，也尽可能按时进餐，这样才会尽量减少暴饮暴食的概率。患有胃肠疾病患者更应小心，如消化性溃疡患者、胆结石患者，切勿暴饮暴食，或摄取大量高脂肪食物；糖尿病患者要减少淀粉类食物的摄取；肾脏病患者，应注意不食用卤味、腊肉等高盐的腌制食物。

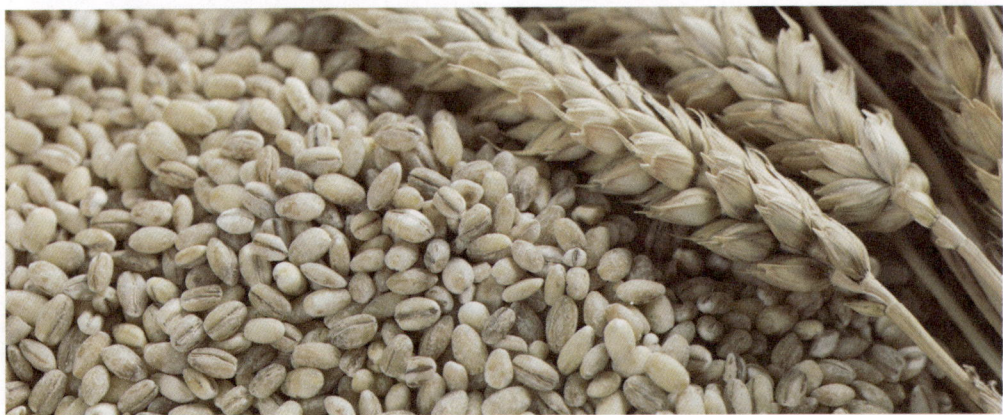

# 运动强身，防治小病痛超简单

    生活中，适当地运动可以加速人体代谢，提高人体免疫力。根据体质，适合每个人的运动也不一样，因此，要根据自己的实际情况，选择适合的运动方式，才能达到更好的效果。

## 跑步

    长期进行中长跑锻炼可使肺功能变强，增大肺活量。进行规律性的长跑可使肺部呼吸肌发达，使每次换气量变大、肺功能增强。跑步的时间取决于跑步者的训练程度。对于初学者或是中断体育运动较长时间的人来说，一开始每次运动最好不要超过15分钟，中间可以有一个慢走的过程。慢跑时间可以在一个月内逐步提升到20分钟。慢跑运动的关键在于坚持，平均一周需要训练3次。

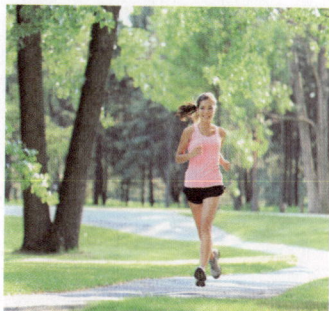

## 游泳

    游泳是一项全身运动，可以增强心肺功能，提高人体耐力和肺活量。在入水之前最好先体验一下水温，如果水温过冷或者过热时尽量不要急于下水。池水的温度对血液循环、心脏、血压、呼吸、新陈代谢、皮肤、肌肉都有影响。

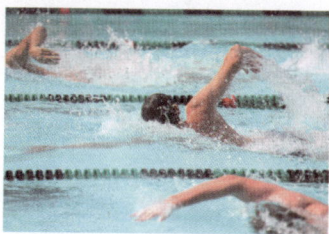

## 骑自行车

    骑自行车是一种可以强身健体的运动，而且能预防大脑衰老、提高神经系统的敏捷性，提高心肺功能、锻炼下肢肌力和增强全身耐力，可改善身体机能、益寿延年。

    骑自行车应当首先保持一个正确的姿势，这样才不至于因为长期骑行导致生理结构受损。

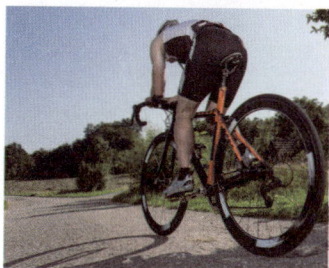

## 打羽毛球

打羽毛球是一项需要较强体力的运动，无论是什么天气，一场球打下来都会大汗淋漓，在促进新陈代谢的同时，还可调节人体内分泌、增强免疫力。

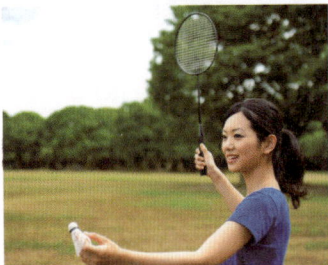

## 走路

按照中医的理论，"走为百炼之祖"，人的五脏六腑在脚上都能找到相应的穴位。

脚踝以下有51个穴位，其中脚掌有15个，脚是人体的第二个心脏。进行步行锻炼也就是进行全身的经络和穴位锻炼。走路时，脚掌不断与地面接触，刺激脚底反射区，使对应的器官加快新陈代谢，从而达到健身目的。世界卫生组织也有"最好的运动是步行"之说。

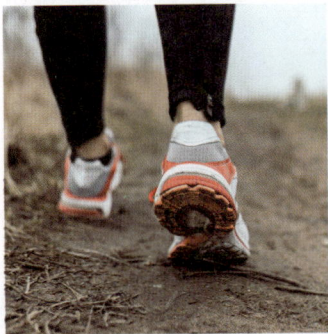

另外，值得注意的是，所谓的"饭后百步走"，只适合那些平时活动较少、长时间伏案工作、形体较胖、胃酸过多的人，这类人饭后散步20分钟，有助于减少脂肪堆积和胃酸分泌，有利于身体健康。而对那些体质较差、体弱多病的人来说，则提倡"饭后不要走"，这些人不但饭后不能散步，就连一般的走动也应减少，饭后最好平卧10分钟。这类人饭后胃内食物增加，胃动力不足，此时如果活动就会增加胃的震动，更加重其负担，严重时还会导致胃下垂。

运动有益健康，关键在度，不要盲目相信所有的运动都是有益于人体健康的，一定要把握好适量的原则。每日取平缓之法，活动活动身体，既促进经络中气血的流通，又不损耗气血，这才是正确的运动之道。

**此外还要选择最佳的运动时间，那么，什么时间锻炼比较好呢？**

**早晨时段：**晨起（日出后）至早餐前。

**上午时段：**早餐后两小时至午餐前。

**下午时段：**午餐后两小时至晚餐前。

**晚间时段：**晚餐后两小时至傍晚（日落前）。

# CHAPTER 02

# 改善呼吸疾病小妙招，你学会了吗

肺主气，司呼吸。肺是一个开放的系统，从鼻腔到气管再到肺，构成了气的通路。古代医书中提到："形寒饮冷则伤肺"，就是说如果没有适当保暖、避风寒，则容易损伤肺部功能而导致出现疾病，如感冒、咳嗽、胸闷等。

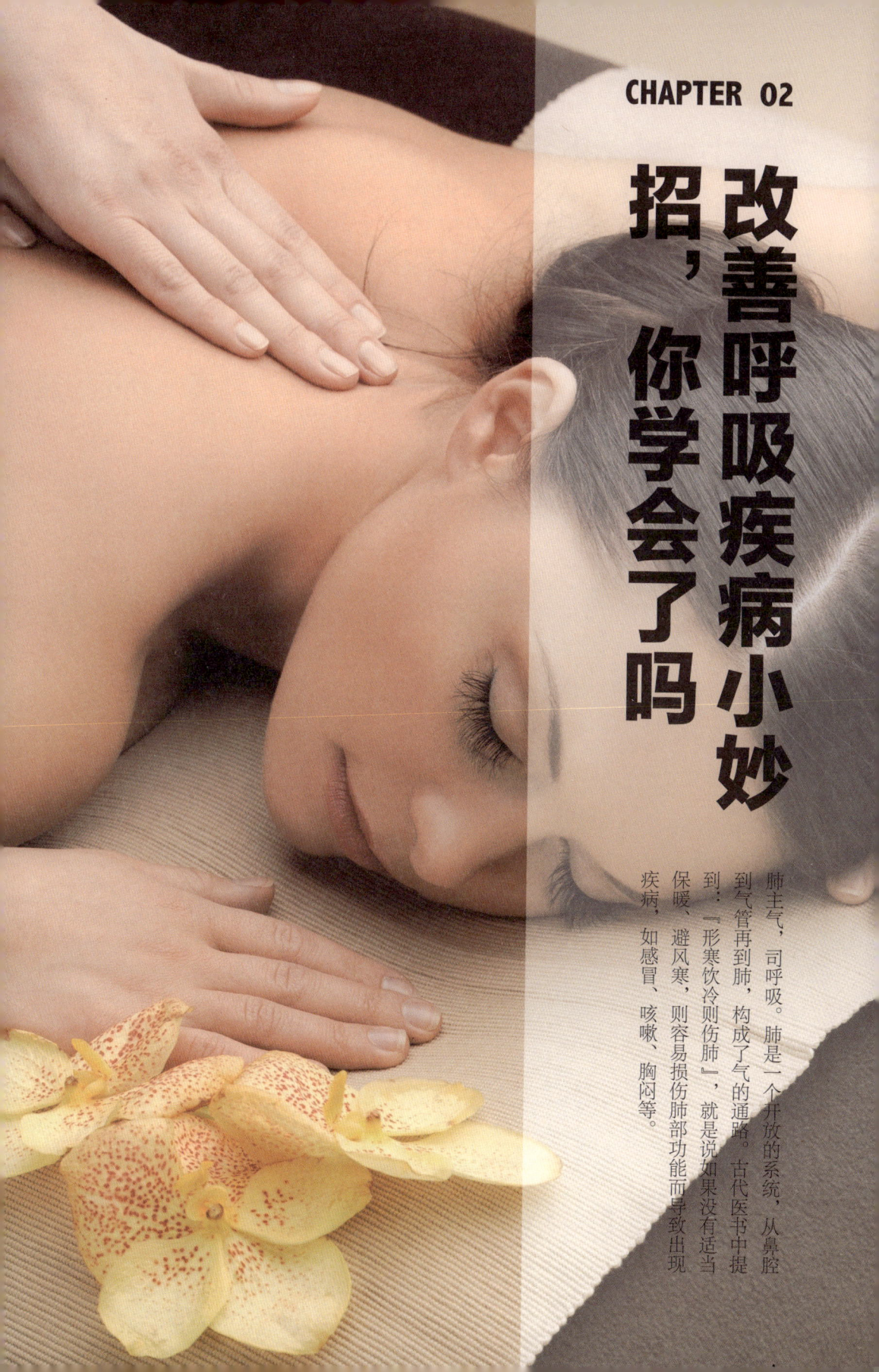

# 感冒

## ——生姜+风池，祛风又散寒

- **病症简述**：感冒是常见的呼吸道疾病，因病情轻重不同而分为伤风、重伤风和流行感冒，四季均可发生，尤以秋、冬两季多发。
- **主要症状**：以鼻塞、流涕、咳嗽、头痛、恶寒发热、全身酸楚等为主症。
- **致病原因**：起居失常、冷暖不调、涉水淋雨、过度疲劳、酒后当风等导致机体抵抗力下降而发病，与人的体质强弱密切相关。

## 风寒感冒应急食疗方

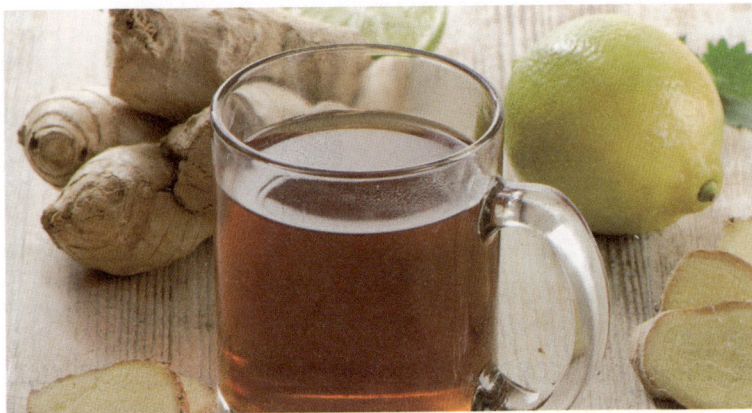

### 生姜肉桂散寒饮

姜含有姜醇、姜辣素、淀粉以及芳香油等营养物质，有增强血液循环、刺激胃液分泌的作用。此品可开胃，还可以提高人体免疫力，防止感冒。

**原料** | 生姜5克，肉桂5克

**制作**
①生姜切薄片，肉桂洗净。
②锅中注水，用大火烧开。
③将生姜、肉桂放入杯中。
④沸水冲泡生姜和肉桂，闷10分钟，代茶饮。

# 经络理疗法

**对症基础穴** 风池 + 攒竹 + 迎香 + 合谷

**穴位定位**
❶ **风池：** 位于后颈部，后头骨下的凹陷处，与耳垂齐平。
❷ **攒竹：** 位于眉毛内侧端，当眼眶上切迹处。
❸ **迎香：** 位于鼻翼旁开0.5寸，当鼻唇沟中。
❹ **合谷：** 位于手背，第一、二掌骨间，当第二掌骨桡侧的中点处。

## 拿捏风池穴

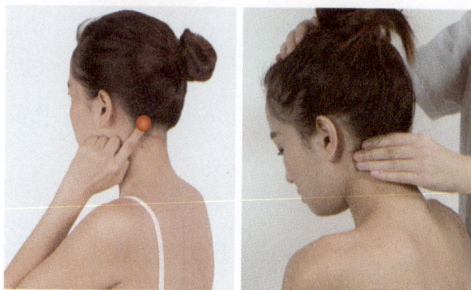

**➡按摩方法**
以拇指和食指、中指相对成钳形拿捏风池穴30次，再以拇指按揉风池穴30次。

## 点按攒竹穴

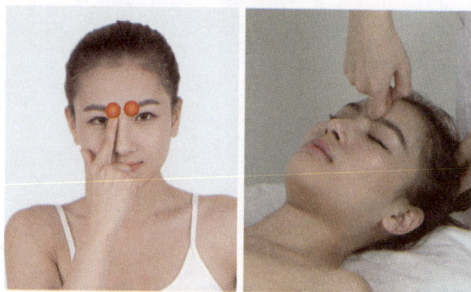

**➡按摩方法**
食指扣拳，用食指第二关节点按两侧攒竹穴150次，以重刺激手法操作。

## 点按迎香穴

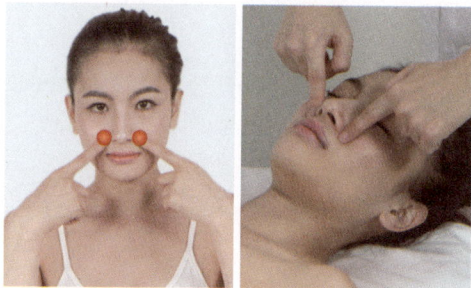

**➡按摩方法**
用双手食指指腹点按两侧迎香穴100次，以重刺激手法操作。

## 掐按合谷穴

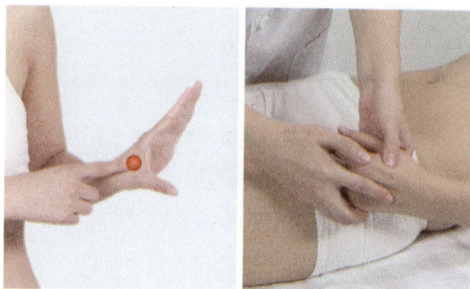

**➡按摩方法**
以拇指和食指两指相对置于合谷穴处，用掐法分别掐左、右合谷穴5～7次。

# 足浴足疗法

NO.1 ## 足部反射区按摩法

在足浴的同时，按摩以下反射区，可以辅助治疗感冒。

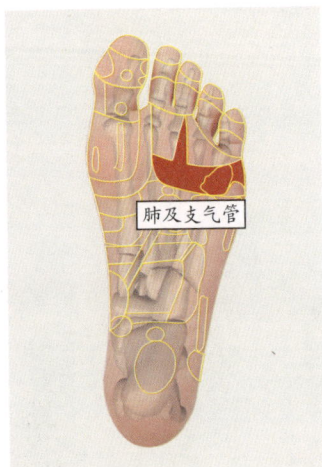

**肺及支气管**

**鼻**

**肾上腺**

➡ **按摩肺及支气管反射区**

用刮压法刮压肺及支气管反射区2~5分钟。

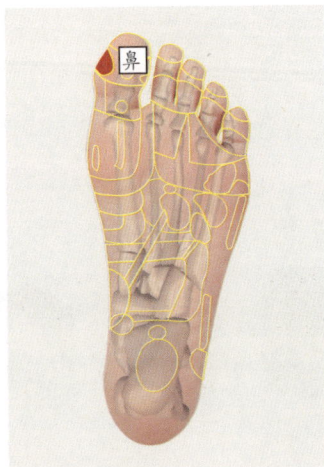

➡ **按摩鼻反射区**

用掐法掐按鼻反射区2~5分钟，以局部酸痛为宜。

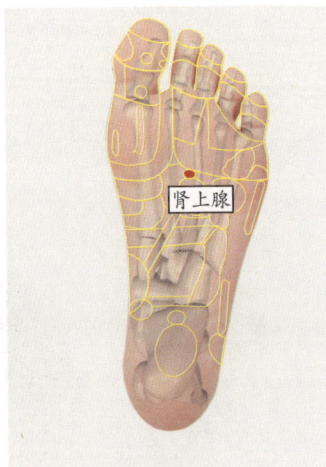

➡ **按摩肾上腺反射区**

用掐法掐按肾上腺反射区2~5分钟，以局部酸痛为宜。

NO.2 ## 足浴应急良方

【配方】麻黄、桂枝、紫苏各15克，生姜、白芍、甘草各10克

麻黄15克　　桂枝15克　　紫苏15克

生姜10克　　白芍10克　　甘草10克

【用法】将以上药物倒入锅中，加3000毫升清水浸泡，半小时后用大火煮沸后再转小火煮半小时，滤除药渣，将药液倒入盆中，待温度不烫皮肤时，放入双足浸泡15分钟。

泡脚　　每次15分钟　　每日1次

● **病症简述：** 咳嗽是肺系疾患常见的病症。"咳"指肺气上逆，有声无痰；"嗽"指咳吐痰液，有痰无声。临床上一般多声痰互见，故并称"咳嗽"。

● **主要症状：** 外感咳嗽起病较急，病初干咳，咽喉或痒或痛，数日后咯出少量黏痰或稀痰，可伴有发热、恶寒、流涕、头身酸痛等表证。

● **致病原因：** 吸入物异常、呼吸道感染、食物过敏、气候改变、运动、药物等。

外感咳嗽
——川贝润肺止咳化痰快

## 外感咳嗽应急食疗方

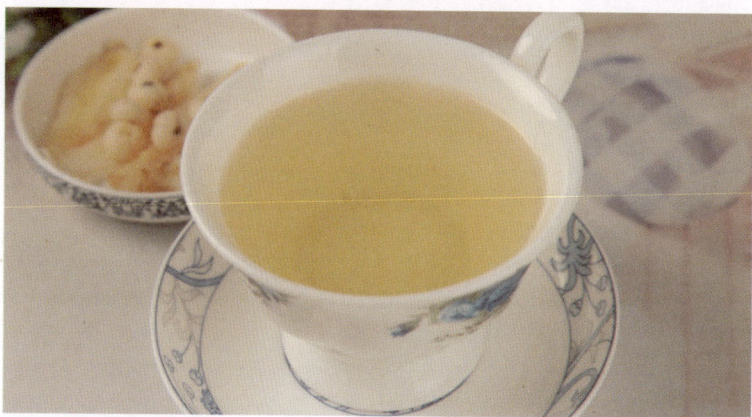

## 桔梗川贝饮

桔梗具有降血糖、抗炎、祛痰、镇咳等功效。川贝性凉、味甘，具有润肺止咳、清热化痰的功效。此品对外感咳嗽有缓解作用。

**原料** ┃ 川贝17克，桔梗25克，冰糖20克

**制作**

①将桔梗洗净，切成薄片。

②将川贝冲洗干净。

③将川贝、桔梗放入锅中。

④用大火煮开后，转小火焖煮30分钟。

⑤加入冰糖，搅拌均匀，即可装入杯中，放凉后饮用。

# 经络理疗法

**对症基础穴**　定喘　+　肺俞　+　太阳　+　膻中

**穴位定位**
❶**定喘**：位于背部，第七颈椎棘突下，旁开0.5寸。
❷**肺俞**：位于背部，当第三胸椎棘突下，旁开1.5寸。
❸**太阳**：位于颞部，当眉梢与目外眦之间，向后约一横指的凹陷处。
❹**膻中**：位于胸部，当前正中线上，平第四肋间，两乳头连线的中点。

## 刮拭定喘穴

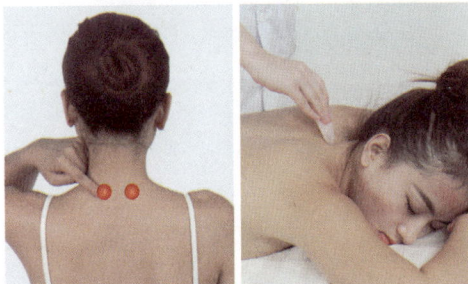

➡**刮痧方法**
用角刮法刮拭定喘穴，力度轻柔，速度缓慢，反复刮拭20次，可不出痧。

## 刮拭肺俞穴

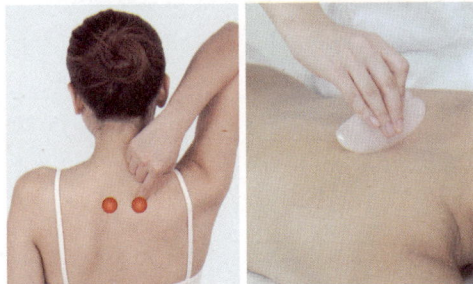

➡**刮痧方法**
用面刮法刮双侧肺俞穴，力度微重，速度适中，以出痧为度。

## 刮拭太阳穴

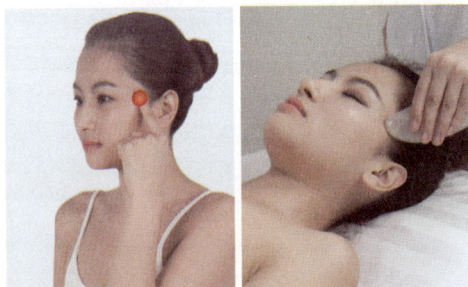

➡**刮痧方法**
用刮痧板角部反复刮拭太阳穴30次，力度适中，速度适中，可不出痧。

## 刮拭膻中穴

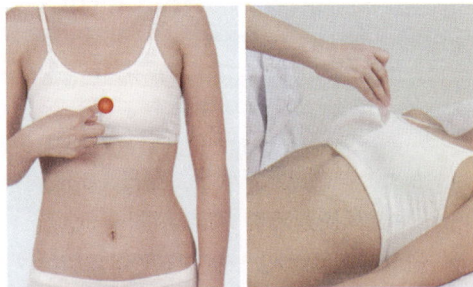

➡**刮痧方法**
用刮痧板角部反复刮拭膻中穴30次，力度适中，速度适中，可不出痧。

# 足浴足疗法

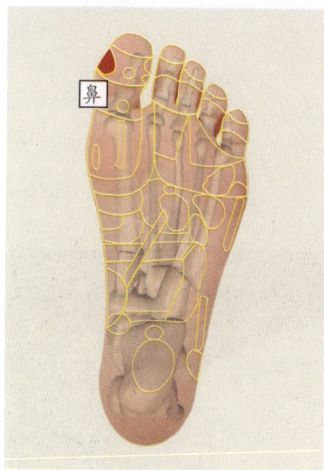

## NO.1 足部反射区按摩法

足浴的同时按摩以下反射区，可以更好地辅助治疗外感咳嗽。

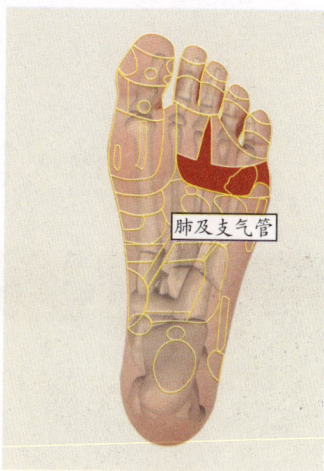

鼻

肺及支气管

扁桃体

**➡ 按摩鼻反射区**
用掐法掐按鼻反射区2~5分钟，以局部酸痛为宜。

**➡ 按摩肺及支气管反射区**
用刮压法刮压肺及支气管反射区2~5分钟。

**➡ 按摩扁桃体反射区**
用掐法掐按扁桃体反射区2~5分钟，以局部酸痛为宜。

## NO.2 足浴应急良方

【配方】石膏20克，知母、川贝母、枇杷叶、南沙参、牛蒡子各10克

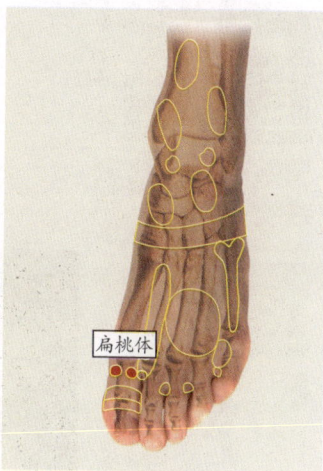

石膏20克　　知母10克　　川贝母10克

枇杷叶10克　南沙参10克　牛蒡子10克

【用法】将以上药物一起加3000毫升水，煮沸10分钟，滤除药渣，将药液倒入盆中，待温度不烫时，放入双足浸泡40分钟。

泡脚　　每次40分钟　　每日1次

# 呼吸不畅

## ——常按膻中宽胸理气

- **病症简述：** 呼吸不畅是身体器官的功能性表现，也可能是人体发生疾病的最早症状之一。
- **主要症状：** 胸部闷胀或呼吸不畅。
- **致病原因：** 与性激素分泌水平大有关系，郁闷、心情不舒畅等不愉快的情绪也会引起呼吸不畅，同时也是冠心病、心肌炎等疾病发病的先兆。

## 呼吸不畅应急食疗方

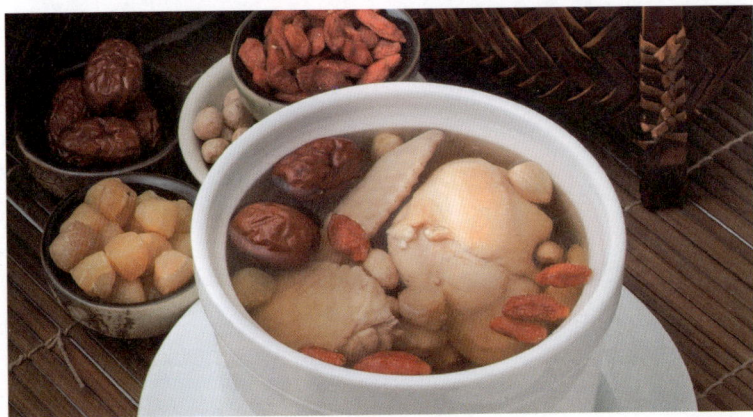

### 沙参炖鸡

沙参具有滋阴生津、清热凉血之功，对气管炎、百日咳、肺热咳嗽引起的呼吸不畅效果较好。长期食用可以清热养阴、润肺止咳，平息气急胸闷。

**原料** | 鸡肉200克，沙参10克，红枣12克，花生25克，枸杞5克，盐适量

**制作**

①将鸡肉洗净，切块；沙参、红枣、花生洗净，红枣去核。

②将鸡肉放入锅中，注水，大火煮开。

③倒入沙参和花生，搅拌均匀，大火煮开后转小火焖煮30分钟。

④放入红枣，焖煮10分钟。

⑤放入枸杞、盐，搅拌均匀即可。

# 经络理疗法

**对症基础穴** 中府 + 云门 + 膻中 + 期门

**穴位定位**
❶ **中府**：位于胸前壁的外上方，平第一肋间隙，距前正中线6寸。
❷ **云门**：位于胸前壁的外上方，锁骨下窝凹陷处，距前正中线6寸。
❸ **膻中**：位于胸部，当前正中线上，平第四肋间，两乳头连线的中点。
❹ **期门**：位于胸部，当乳头直下，第六肋间隙，前正中线旁开4寸。

## 揉按中府穴

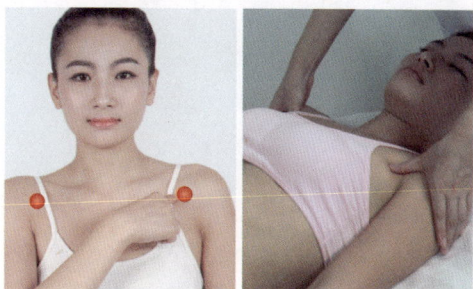

**➡按摩方法**
拇指指腹按在中府穴上，以顺时针的方向揉按1分钟。

## 揉按云门穴

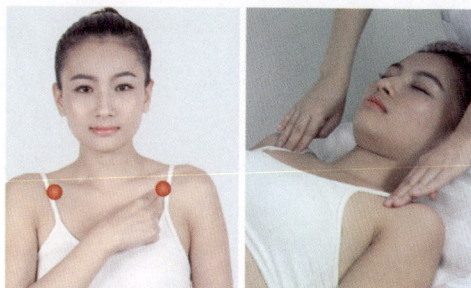

**➡按摩方法**
食指、中指指腹按在云门穴上，以顺时针的方向揉按1分钟。

## 揉按膻中穴

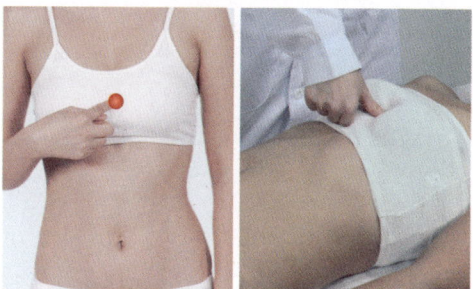

**➡按摩方法**
拇指指腹按在膻中穴上，以顺时针的方向揉按1分钟。

## 揉按期门穴

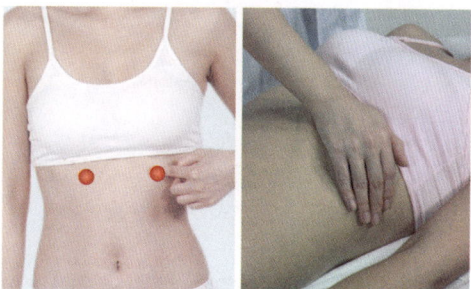

**➡按摩方法**
将手掌心按在期门穴上，以顺时针的方向揉按1分钟。

# 足浴足疗法

## NO.1 足部反射区按摩法

足浴的同时按摩以下反射区，可以更好地辅助治疗呼吸不畅。

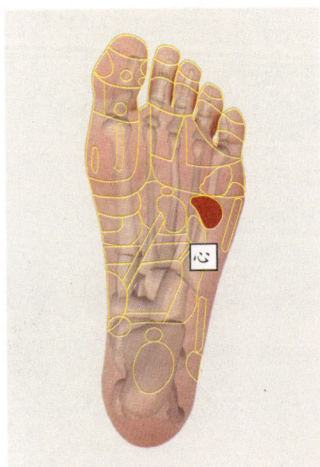

➡ **按摩心反射区**

用掐法掐按心反射区2~5分钟，以局部酸痛为宜。

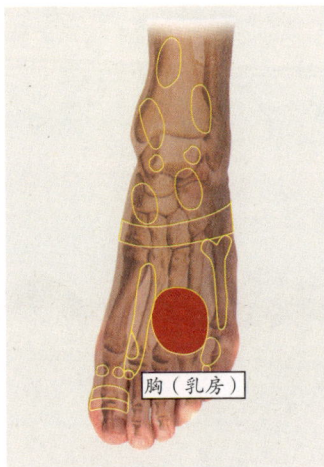

➡ **按摩胸（乳房）反射区**

用掐法掐按胸（乳房）反射区2~5分钟，以局部酸痛为宜。

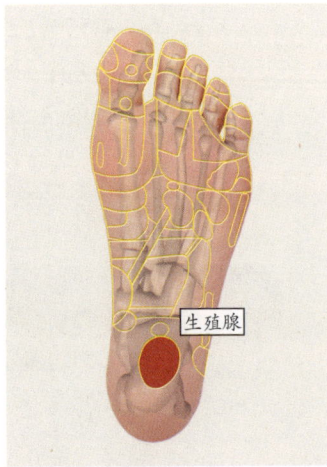

➡ **按摩生殖腺反射区**

用刮压法刮压生殖腺反射区2~5分钟，以局部酸痛为宜。

## NO.2 足浴应急良方

【配方】川芎、合欢皮、柴胡、麦芽、酸枣仁、菊花各15克

川芎15克　　合欢皮15克　　柴胡15克

麦芽15克　　酸枣仁15克　　菊花15克

【用法】将以上药物倒入锅中，加3000毫升水浸泡，半小时后用大火煮沸后再转小火煮半小时，滤除药渣，将药液倒入盆中，待温度不烫皮肤时，放入双足浸泡15分钟。

泡脚　　每次15分钟　　每日1次

- **病症简述：** 长时间因为在空调环境下工作学习引起的一系列不适症状就是空调综合征。
- **主要症状：** 畏冷不适，疲乏无力，四肢、肌肉、关节酸痛，头痛，腰痛，严重的还可引起口眼歪斜。
- **致病原因：** 空气干燥，房间密闭性强；空气流动性差、风量小、长时间不开窗、阳光不足，致病微生物容易滋生；室内外温差较大，机体适应不良。

# 空调综合征

## ——薏米除湿有妙用

## 空调综合征应急食疗方

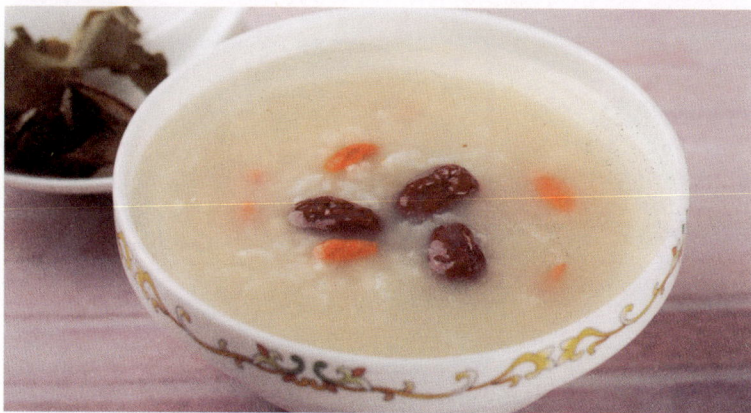

# 薏米红枣荷叶粥

**荷叶能祛湿止泻；大米健脾益气；红枣、枸杞补气养血。三者配合，具有解表宣肺的功效，长期饮用可以缓解空调病带来的不适症状。**

原料 │ 水发大米130克，水发薏米80克，红枣20克，枸杞10克，
干荷叶8克，冰糖20克

**制作**

①锅中注入适量清水，放入荷叶煮15分钟后捞出。
②将大米、薏米、红枣和枸杞放入煮好的荷叶水，搅拌均匀。
③大火煮开后用小火焖煮30分钟，至食材熟软。
④放入冰糖搅拌均匀即可。

# 经络理疗法

**对症基础穴** 百会 + 太阳 + 梁丘 + 膝眼

**穴位定位**
❶百会：位于头部，当前发际正中直上5寸，或两耳尖连线的中点处。
❷太阳：位于颞部，当眉梢与目外眦之间，向后约一横指的凹陷处。
❸梁丘：用力伸展膝盖时，筋肉凸出处的凹洼。
❹膝眼：位于髌韧带两侧凹陷处，内侧的称内膝眼，外侧的称外膝眼。

## 揉按百会穴

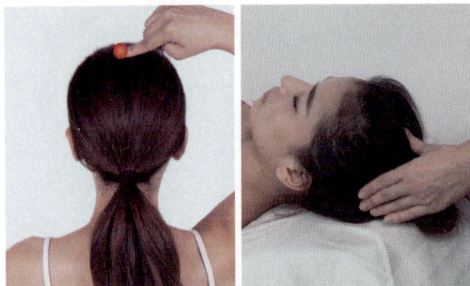

➡**按摩方法**
拇指指腹轻按百会穴，以顺时针的方向揉按1分钟，再以逆时针的方向揉按1分钟。

## 揉按太阳穴

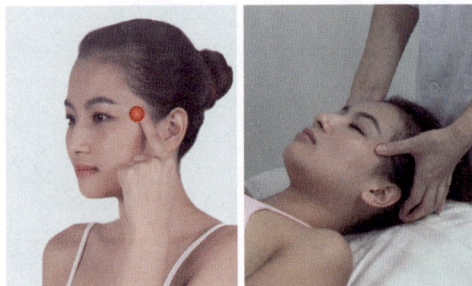

➡**按摩方法**
拇指指腹按在太阳穴上，以顺时针的方向揉按1分钟。

## 灸治梁丘穴

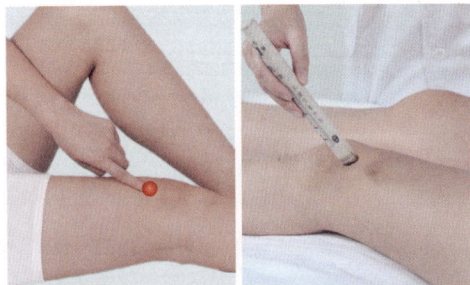

➡**艾灸方法**
用艾条回旋灸法灸治梁丘穴10~15分钟。施灸时以局部皮肤红润并有灼热感为度。

## 灸治膝眼穴

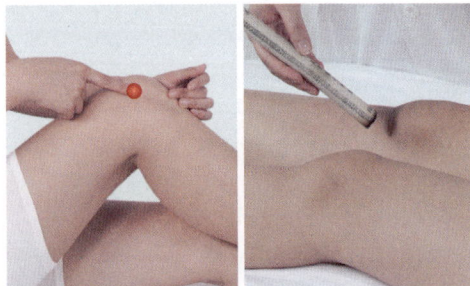

➡**艾灸方法**
用艾条回旋灸法灸治膝眼穴10~15分钟。施灸时以局部皮肤红润并有灼热感为度。

# 足浴足疗法

NO. 1 **足部反射区按摩法**

足浴的同时按摩以下反射区，可以更好地辅助治疗空调综合征。

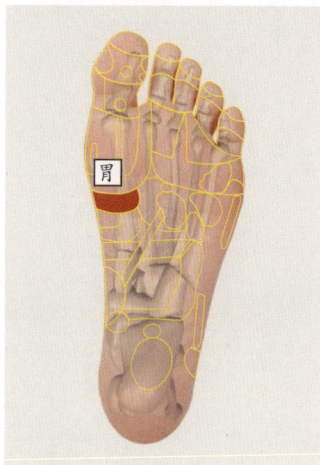

➡ **按摩胃反射区**
用拇指指腹按压法按压胃反射区2～5分钟。

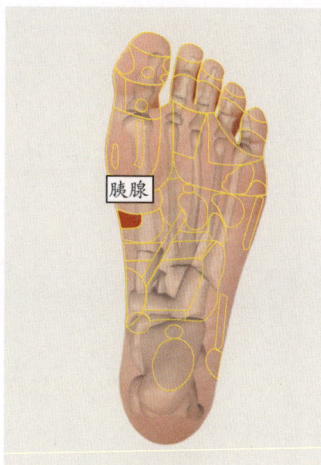

➡ **按摩胰腺反射区**
用拇指指腹按压法按压胰腺反射区2～5分钟。

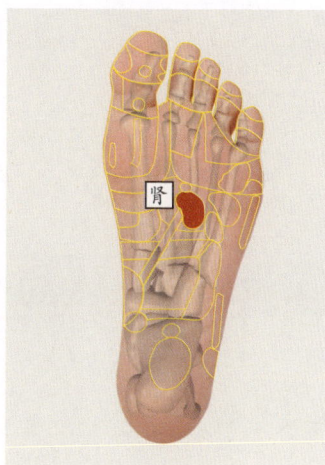

➡ **按摩肾反射区**
用拇指指腹按压法按压肾反射区2～5分钟。

NO. 2 **足浴应急良方**

【配方】桂枝、小茴香、艾叶、当归、防风各50克

桂枝50克　　小茴香50克　　艾叶50克

防风50克　　当归50克

【用法】将以上药物倒入锅中，加3000毫升水浸泡，半小时后用大火煮沸后再转小火煮半小时，滤除药渣，将药液倒入盆中，待温度不烫皮肤时，放入双足浸泡15分钟。

泡脚　　每次15分钟　　每日1次

# 发热

—— 薄荷、绿豆清热马上治

- **病症简述：** 由于致热原的作用使体温调定点上移而引起的调节性体温升高（超过0.5℃）称为发热。
- **主要症状：** 体温上升期常伴有疲乏无力、肌肉酸痛、皮肤苍白、畏寒或打寒战等现象。
- **致病原因：** 各种微生物病原体及其产物，如细菌、病毒、真菌等；炎性渗出物及无菌性坏死组织；体温调节中枢直接受损，如颅脑外伤、出血等；引起产热过多的疾病，如癫痫持续状态、甲状腺功能亢进等；引起散热减少的疾病，如广泛性皮肤病等。

## 发热应急食疗方

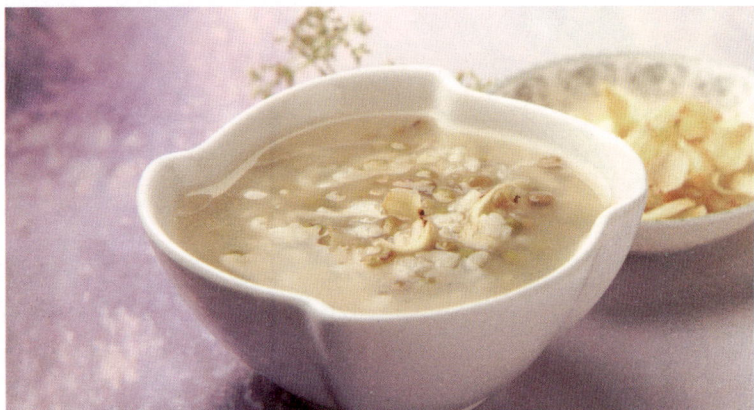

## 百合绿豆粥

绿豆性寒味甘，有清热解毒、降火消暑的功效。百合具有润燥的功效，与解热的绿豆同食，润肺清心的效果更佳。

**原料** | 水发大米80克，水发绿豆50克，水发小西米30克，水发百合15克，冰糖适量

**制作**

①将大米、绿豆、小西米、百合泡发后捞出。

②锅中注入适量清水，倒入以上泡发后的食材。

③大火煮开后，转小火焖煮30分钟至食材熟透。

④放入冰糖调匀即可。

# 经络理疗法

**对症基础穴**    风池 + 大杼 + 曲池 + 列缺

**穴位定位**
❶**风池：**位于后颈部后头骨下的凹陷处，与耳垂齐平。
❷**大杼：**位于背部，当第一胸椎棘突下，旁开1.5寸。
❸**曲池：**位于屈肘横纹头外端凹陷处，尺泽穴与肱骨外上髁连线之中点。
❹**列缺：**位于前臂桡侧缘，桡骨茎突上方，腕横纹上1.5寸处。

## 刮拭风池穴

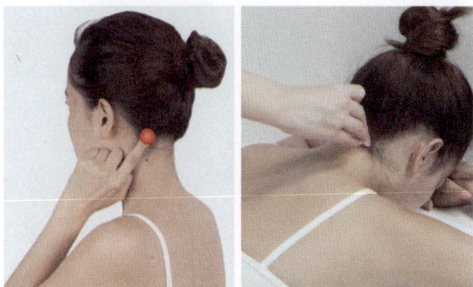

➡**刮痧方法**
用刮痧板面部用力重刮风池穴，自上而下刮至皮肤发红、出痧为止。

## 刮拭大杼穴

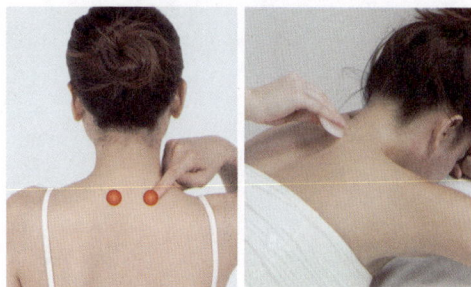

➡**刮痧方法**
用刮痧板刮大杼穴刮至皮肤发红，皮下形成紫色痧斑、痧痕为止。

## 刮拭曲池穴

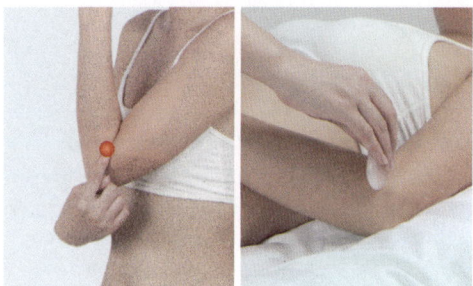

➡**刮痧方法**
以刮痧板的棱角边缘刮拭曲池穴，刮至皮下形成紫色痧斑、痧痕为止。

## 刮拭列缺穴

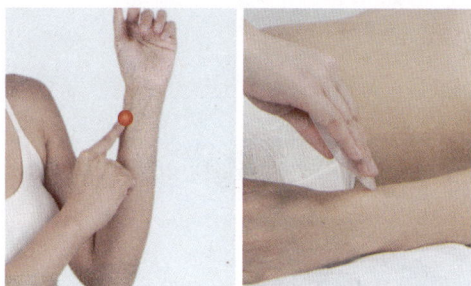

➡**刮痧方法**
用刮痧板角部刮拭列缺穴1～3分钟，以有酸胀感为度。

# 足浴足疗法

NO.1

## 足部反射区按摩法

足浴的同时按摩以下反射区，可以更好地辅助治疗发热。

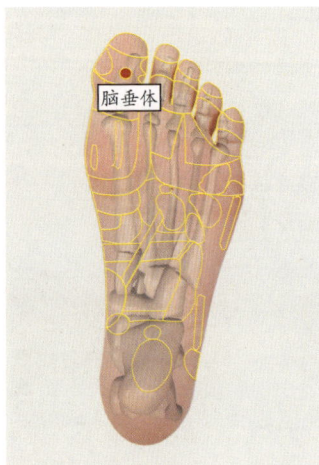

➡ **按摩脑垂体反射区**

用掐法掐按脑垂体反射区2~5分钟，以局部酸痛为宜。

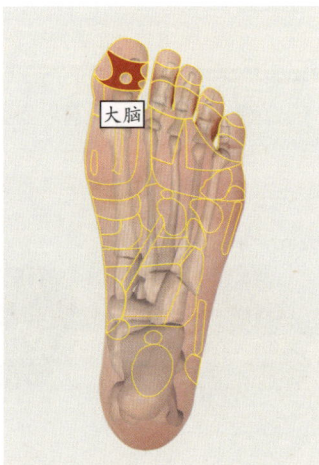

➡ **按摩大脑反射区**

用掐法掐按大脑反射区2~5分钟，以局部酸痛为宜。

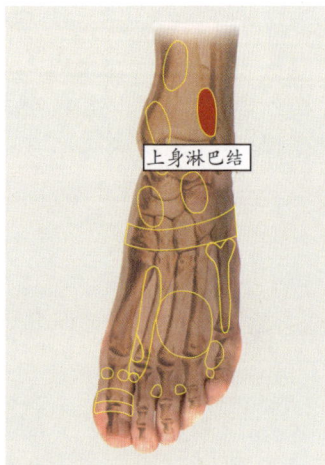

➡ **按摩上身淋巴结反射区**

采用拇指指腹推压法推压上身淋巴结反射区2~5分钟。

NO.2

## 足浴应急良方

【配方】生姜50克，荆芥、薄荷、桂枝各30克，炙甘草10克

生姜50克  荆芥30克  薄荷30克

炙甘草10克  桂枝30克

【用法】将上述药物加水2500毫升煎煮，沸腾后再煮20分钟，随即倒入盆内，以热水浸泡双足，泡至全身出汗为止。汗出则热退。出汗后患者要立即更换衣服，以免着凉。

泡脚　每次10~15分钟　每日1~2次

# CHAPTER 03

# 心脑血管小病痛，要特殊对待

《黄帝内经》把人体的五脏六腑命名为十二官，其中，心为君主之官。称其为君主，就是肯定了心在五脏六腑中的重要性。正是因为心脏对人体健康决定性的作用，我们平常要加强对心脏的养护，还要多注意自身的变化，以便尽早发现心脑血管小病痛，防止小病痛变成大病痛。

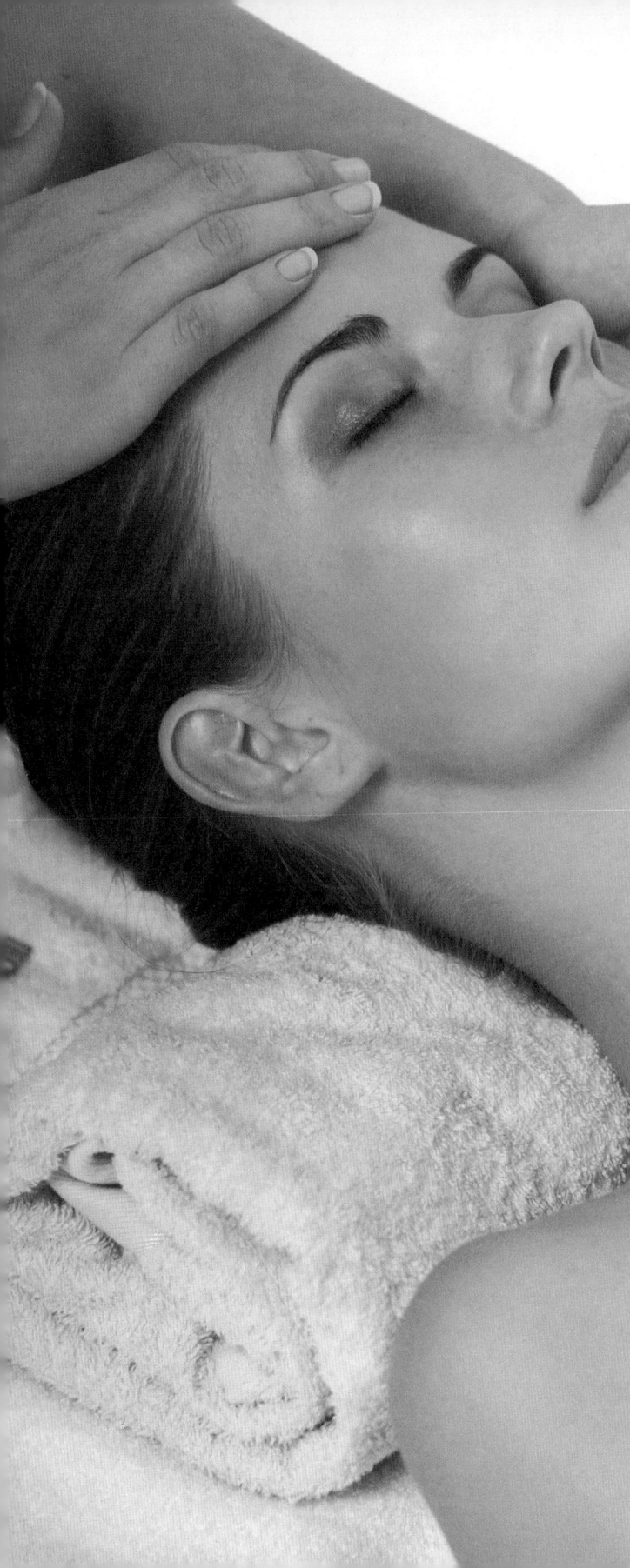

# TOP 01

## 头痛

### ——头颈疾病找列缺

- **病症简述：** 又称"头风"，是指以头部疼痛为主要临床表现的病症。
- **主要症状：** 头痛部位多在前额、巅顶、一侧额颞，或左或右或呈全头痛而辗转发作。疼痛的性质有昏痛、隐痛、胀痛、跳痛、刺痛或头痛如裂。
- **致病原因：** 睡眠不足，抑郁、焦虑等不良情绪，头颅内外的致痛组织受到了炎症、损伤或者肿物的压迫等因素，饮食不良刺激神经，诱发面部疾病，等等。

## 头痛应急食疗方

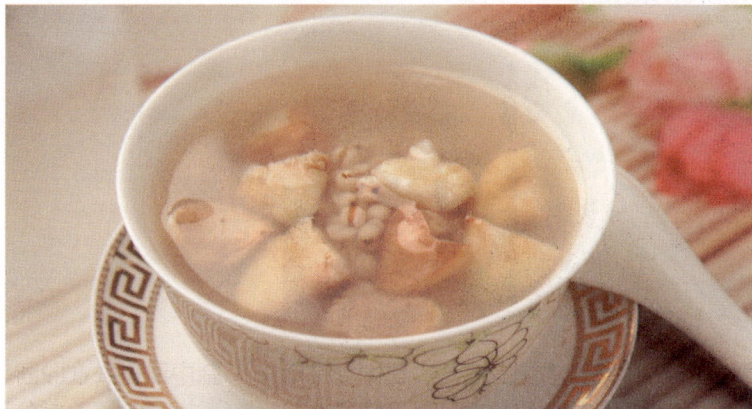

### 半夏薏米汤

**薏米具有镇静、镇痛、除痹等作用；半夏用于风痰眩晕、痰厥头痛；百合性平，味甘、微苦，用于神情恍惚。此汤解表祛邪，散寒止痛。**

**原料** | 薏米25克，半夏6克，百合10克，冰糖少许

**制作**

①将半夏、薏米、百合分别用清水洗净，入清水浸泡后洗去杂质。

②锅中注入适量清水，以大火煮开。

③将半夏、薏米、百合放入锅中。

④用大火煮开，然后转小火煮至薏米熟烂。

⑤加入冰糖，稍煮片刻即可关火。

# 经络理疗法

| 对症基础穴 | 头维 + 印堂 + 列缺 + 风池 |
|---|---|

**穴位定位**
- ❶**头维**：位于头侧部，当额角发际上0.5寸，头正中线旁开4.5寸。
- ❷**印堂**：位于额部，两眉头连线中点。
- ❸**列缺**：位于前臂桡侧缘，桡骨茎突上方，腕横纹上1.5寸。
- ❹**风池**：位于后颈部，后头骨下的凹陷处，与耳垂齐平。

## 揉按头维穴

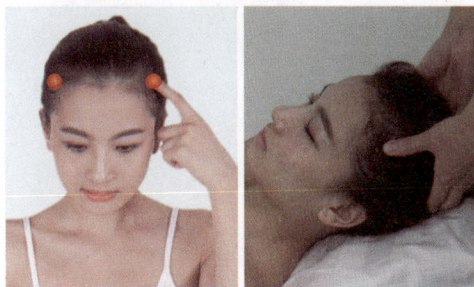

**➡操作方法**

用两手大拇指指尖分别放于两侧头维穴上，力度由轻渐重，揉按1~2分钟。

## 揉按印堂穴

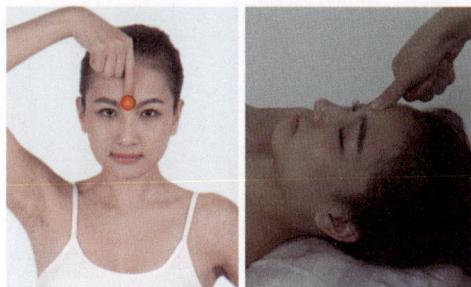

**➡操作方法**

伸出大拇指，将大拇指放于印堂穴上，揉按50次。

## 揉按列缺穴

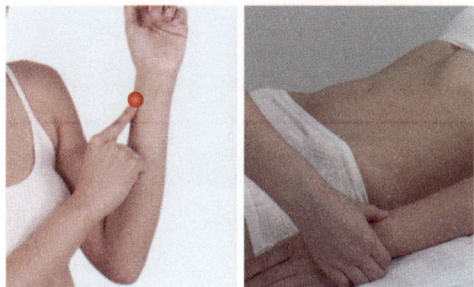

**➡操作方法**

双手伸出大拇指放于列缺穴上，力度适中，揉按3分钟。

## 揉按风池穴

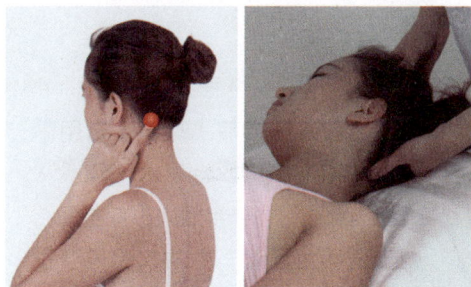

**➡操作方法**

双手伸出大拇指放于风池穴上，力度适中，揉按3分钟。

# 足浴足疗法

**NO.1** **足部反射区按摩法**

足浴的同时，按摩以下反射区，可以更好地辅助治疗头痛。

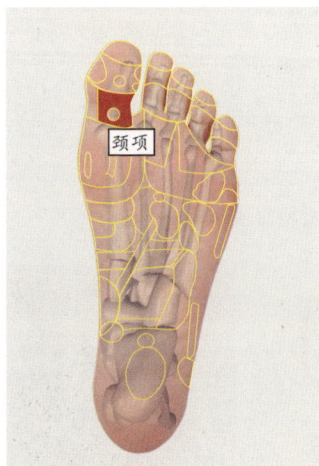

颈项

腹腔神经丛

颈椎

**➡按摩颈项反射区**
用掐法掐按颈项反射区2~5分钟，以局部酸痛为宜。

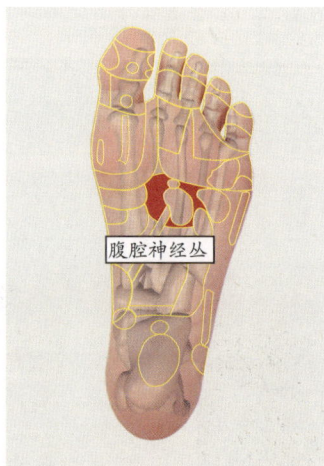

**➡按摩腹腔神经丛反射区**
用单食指叩拳法顶压腹腔神经丛反射区2~5分钟。

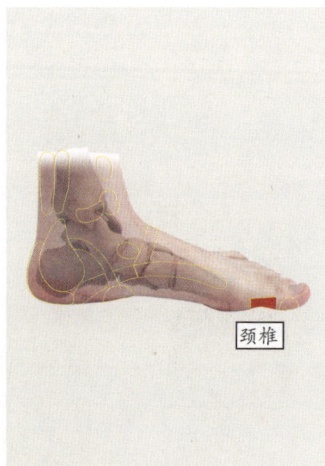

**➡按摩颈椎反射区**
用掐法掐按颈椎反射区2~5分钟，以局部酸痛为宜。

**NO.2** **足浴应急良方**

【配方】薄荷、羌活、白芷、川芎、白附子、细辛各30克

薄荷30克　　羌活30克　　白芷30克

川芎30克　　白附子30克　　细辛30克

【用法】将以上药物倒入锅中，加3000毫升水浸泡，半小时后用大火煮沸后再转小火煮半小时，滤除药渣，将药液倒入盆中，待温度不烫皮肤时，放入双足浸泡15分钟。

泡脚　　每次15分钟　　每日1次

高<br>血<br>压

——决明子降压有奇效

- **病症简述：**高血压是一种常见的慢性疾病，以安静状态下持续性动脉血压增高为主要表现。
- **主要症状：**早期无明显症状，常在体检时偶然发现。血压升高时，可伴有头痛、头晕、头胀、眼花、耳鸣、心悸、失眠、健忘等。如果持续升高，则可出现脑、心、肾、眼底等器质性损害。
- **致病原因：**30%～50%的高血压患者有遗传背景；长期的精神紧张、激动、焦虑，受噪声或不良视觉刺激等因素；膳食结构不合理；其他疾病的影响。

## 高血压应急食疗方

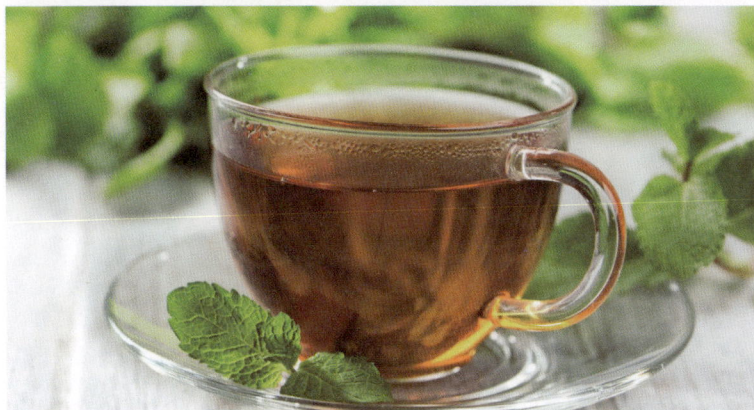

## 决明子茶

**决明子可清肝明目、调脂降压，配上蜂蜜，味道甜美。本方适宜高血压患者饮用，可治疗高血压引起的头痛、目昏等症。**

**原料** ｜ 决明子10克，蜂蜜3克

**制作**

①将决明子放入杯中，用开水冲泡。
②待温热时再加入蜂蜜，调匀即可，可长期代茶饮用。

# 经络理疗法

**对症基础穴**　神阙 + 内关 + 太冲 + 涌泉

**穴位定位**
❶**神阙：**位于腹中部，脐中央。
❷**内关：**位于前臂正中，腕横纹上2寸，桡侧腕屈肌腱同掌长肌腱间。
❸**太冲：**位于足背侧，第一、二趾跖骨连接部位中。
❹**涌泉：**位于足前部凹陷处，第二、三趾趾缝纹头端与足跟连线前1/3处。

## 灸治神阙穴

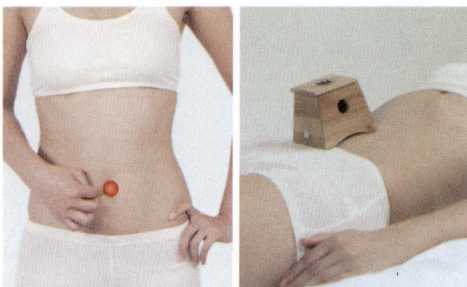

**➡操作方法**
点燃艾灸盒灸治神阙穴10～15分钟。

## 灸治内关穴

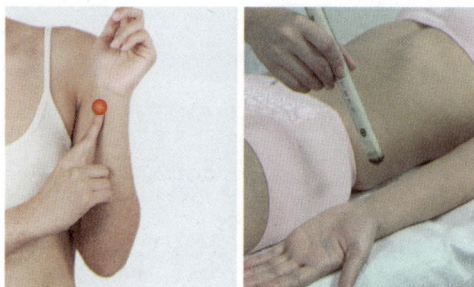

**➡操作方法**
用悬灸法灸治内关穴10～15分钟。

## 灸治太冲穴

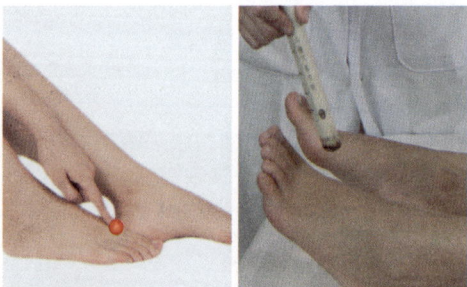

**➡操作方法**
用艾条温和灸法灸治太冲穴10～15分钟。

## 搓擦涌泉穴

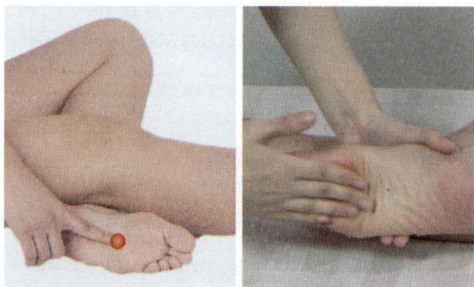

**➡操作方法**
用手掌搓擦涌泉穴36次，再屈伸双脚趾数次，然后静坐10～15分钟。

# 足浴足疗法

## NO.1 足部反射区按摩法

足浴的同时，按摩以下反射区，可以更好地辅助治疗高血压。

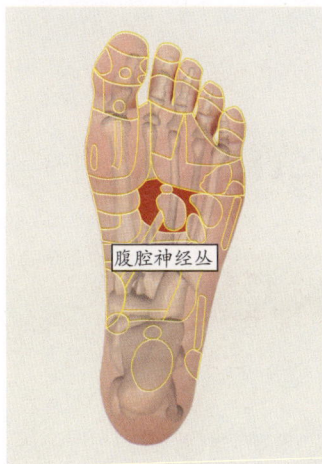

➡按摩腹腔神经丛反射区
用掐法掐按腹腔神经丛反射区2~5分钟。

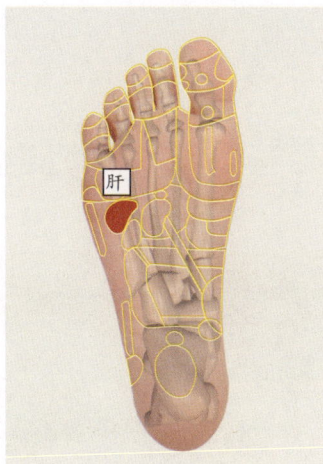

➡按摩肝反射区
用拇指指腹按压法按压肝反射区2~5分钟。

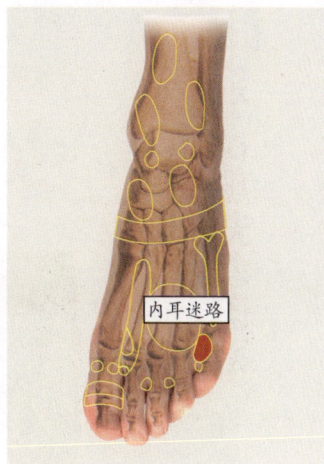

➡按摩内耳迷路反射区
用刮压法刮压内耳迷路反射区2~5分钟。

## NO.2 足浴应急良方

【配方】葛根、钩藤、决明子、山楂各50克，银杏叶15克

葛根50克　钩藤50克　决明子50克

银杏叶15克　山楂50克

【用法】将以上药物倒入锅中，加3000毫升水浸泡，半小时后用大火煮沸后再转小火煮半小时，滤除药渣，将药液倒入盆中，待水温约40℃时，放入双足浸泡15分钟。

泡脚　每次15分钟　每日1次

# 低血压

## ——多饮益气补血参补方

- **病症简述：** 低血压是体循环动脉压低于正常的病症。一般来说，成年人的血压持续低于90/60毫米汞柱、老年人低于100/70毫米汞柱（1毫米汞柱≈133.3帕斯卡）时可称为低血压。本病多见于20～50岁的妇女和老年人。

- **主要症状：** 病情轻微时，仅有头晕、头痛、食欲不振、疲劳、面色苍白、消化不良、易晕车船以及情绪自控能力差、反应迟钝或精神不振奋等。严重时表现为心悸、站立性眩晕、呼吸困难、发音含糊、共济失调、四肢厥冷甚至昏厥。

- **致病原因：** 女性生理期、大出血、重创伤、感染、变态反应等。

### 低血压应急食疗方

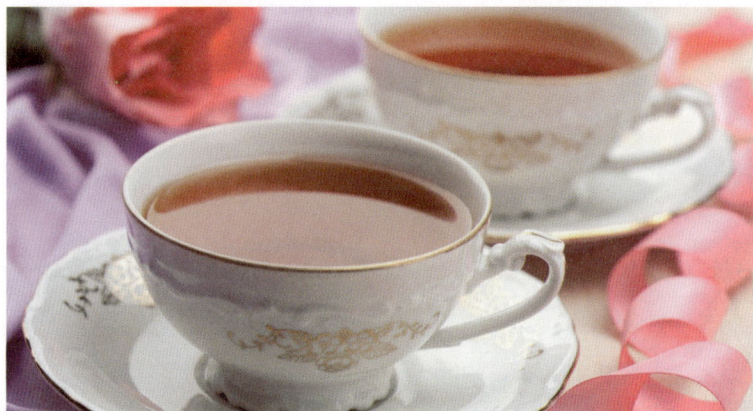

## 参补方

人参能大补元气、复脉固脱；麦冬养阴生津、润肺清心；五味子可益气生津、补肾养心。此方能补益气血，缓解头晕、乏力等低血压症状。

**原料** ｜ 人参6克，麦冬15克，五味子9克

**制作**

①将人参、麦冬、五味子洗净。

②将上述材料放入锅中，加水煎服。每天1剂，坚持1周。

# 经络理疗法

对症基础穴 　百会 ＋ 天柱 ＋ 阳池 ＋ 合谷

穴位定位
❶**百会**：位于头部，当前发际正中直上5寸，或两耳尖连线的中点处。
❷**天柱**：位于项部，大筋（斜方肌）外缘之后发际凹陷中。
❸**阳池**：位于腕背横纹中，当指伸肌腱的尺侧缘凹陷处。
❹**合谷**：位于手背，第一、二掌骨间，当第二掌骨桡侧的中点处。

## 揉按百会穴

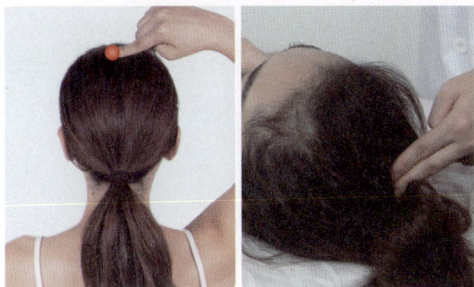

➡**操作方法**
两指指腹轻按在百会穴，以顺时针的方向揉按50次，力度稍轻、平稳。

## 揉按天柱穴

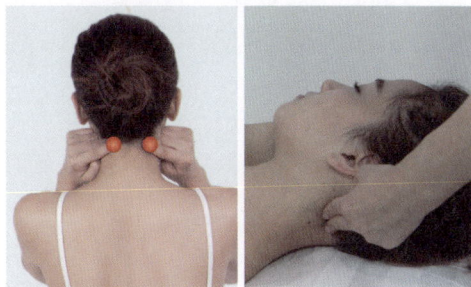

➡**操作方法**
患者头部微偏，用食指和中指揉按天柱穴50次，以潮红发热为度。

## 揉按阳池穴

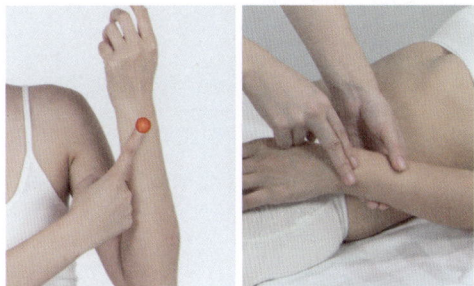

➡**操作方法**
将食指中指合并，按在阳池穴上，以顺时针的方向揉按50~100次。

## 掐揉合谷穴

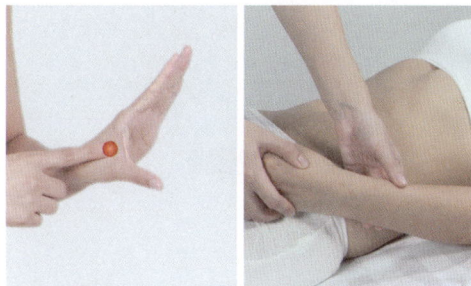

➡**操作方法**
用拇指和食、中两指相对，挟提合谷穴，双手交替捻动，向前推进，掐揉30~50次。

# 足浴足疗法

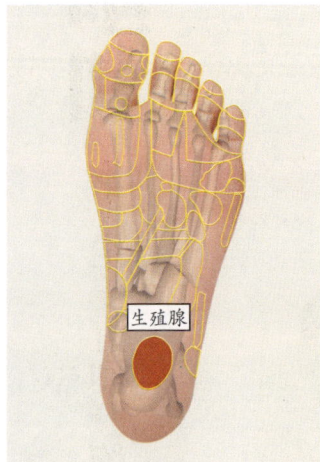

## NO.1 足部反射区按摩法

足浴的同时，按摩以下反射区，可以更好地辅助治疗低血压。

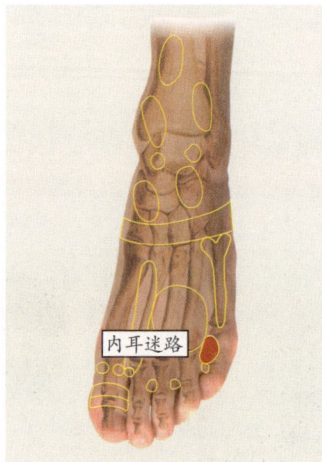

生殖腺

内耳迷路

胸（乳房）

➡ **按摩生殖腺反射区**
用单食指叩拳法顶压生殖腺反射区2~5分钟。

➡ **按摩内耳迷路反射区**
用刮压法刮压内耳迷路反射区2~5分钟。

➡ **按摩胸（乳房）反射区**
用刮压法刮压胸（乳房）反射区2~5分钟。

## NO.2 足浴应急良方

【配方】升麻、黄芪各30克，陈皮、五味子、桂枝、防风各20克

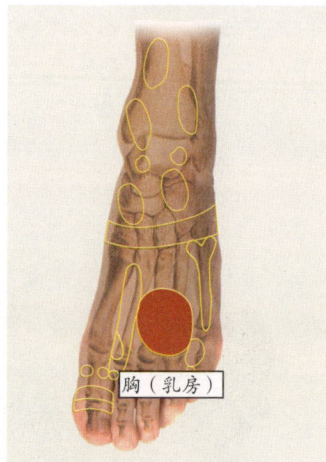

升麻30克　　黄芪30克　　陈皮20克

五味子20克　桂枝20克　　防风20克

【用法】将以上药物倒入锅中，加3000毫升水浸泡，半小时后用大火煮沸后再转小火煮半小时，滤除药渣，将药液倒入盆中，待温度不烫皮肤时，放入双足浸泡15分钟。

泡脚　　每次15分钟　　每日1次

- **病症简述：** 心悸心慌是指心跳异常、自觉心慌不安的病症。
- **主要症状：** 自觉心动异常，或快速、或缓慢、或跳动过重、或忽跳忽止，呈阵发性或持续不解，神情紧张，心慌不安，可伴有头晕、胸闷不适，心烦不寐、颤抖乏力等。
- **致病原因：** 多见于西医学中的心神经官能症、风湿性心脏病、冠心病、肺源性心脏病、贫血、甲状腺功能亢进等。

# 心悸心慌

## ——内关，心肺健康守护神

## 心悸心慌应急食疗方

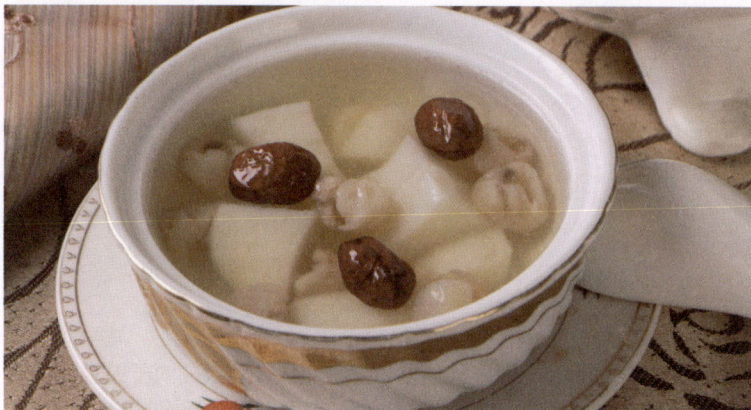

## 桂圆山药红枣汤

**山药能补虚劳、益气力；红枣有抗疲劳作用；桂圆有补血安神、补养心脾的功效。此汤具有滋补作用，可益气安神、改善心律失常。**

**原料** | 新鲜山药150克，桂圆肉100克，红枣6枚

**制作**

①将山药去皮切块，红枣洗净。

②锅中注入清水烧开，将山药、红枣放入水中煲煮。

③待山药熟透、红枣松软，将桂圆肉撕小块加入锅中。

④待桂圆的香味渗入汤中即可熄火。

# 经络理疗法

对症基础穴 中冲 + 后溪 + 通里 + 内关

穴位定位
❶**中冲：**位于手中指末节尖端中央。
❷**后溪：**位于手掌尺侧，第五掌骨关节后的远侧掌横纹头赤白肉际处。
❸**通里：**位于前臂掌侧，当尺侧腕屈肌腱的桡侧缘，腕横纹上1寸。
❹**内关：**位于前臂正中，腕横纹上2寸，桡侧腕屈肌腱同掌长肌腱之间。

## 揉按中冲穴

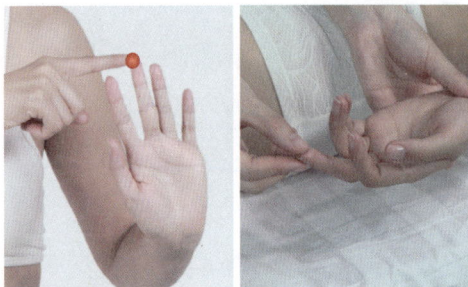

➡**操作方法**
将拇指放于中冲穴上，揉按5分钟，以有酸胀感为宜。

## 揉按后溪穴

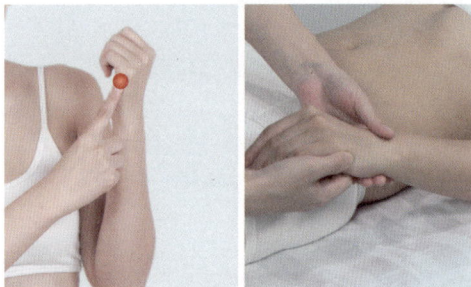

➡**操作方法**
伸出拇指和食指，拇指指尖放于后溪穴，食指顶于中指指甲面，揉按3分钟。

## 揉按通里穴

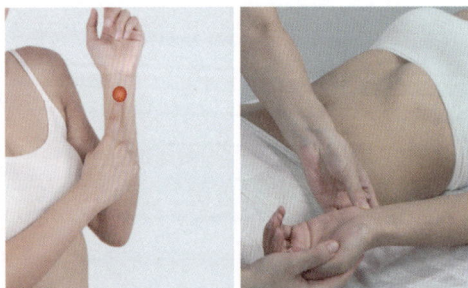

➡**操作方法**
将拇指放于通里穴上，揉按3～5分钟，以局部有酸痛感为宜。

## 揉按内关穴

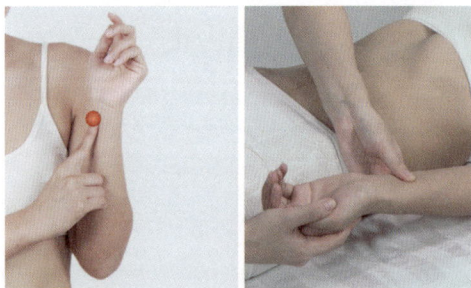

➡**操作方法**
将拇指放于内关穴上，揉按3～5分钟，以局部有酸痛感为宜。

# 足浴足疗法

## NO.1 足部反射区按摩法

足浴的同时，按摩以下反射区，可以更好地辅助治疗心悸心慌。

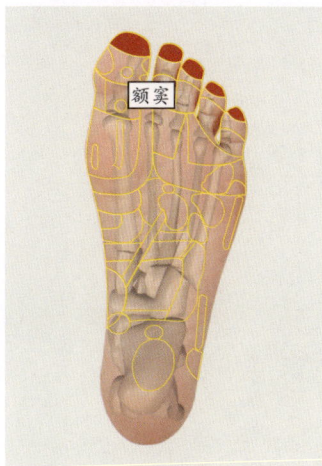
额窦

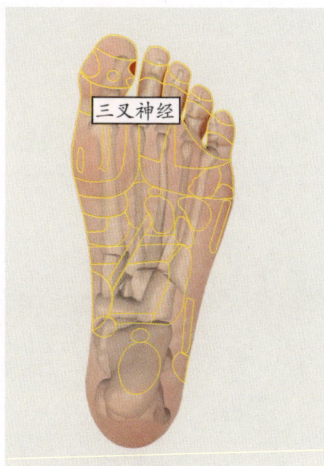
三叉神经

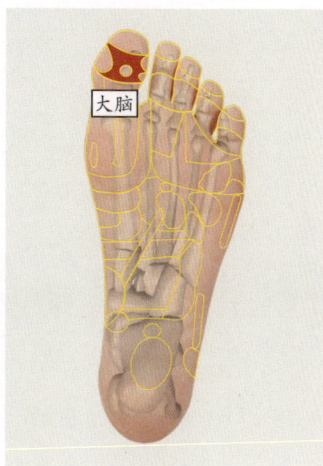
大脑

**➡ 按摩额窦反射区**

用掐法掐按额窦反射区2～5分钟，以局部酸痛为宜。

**➡ 按摩三叉神经反射区**

采用刮压法刮压三叉神经反射区2～5分钟。

**➡ 按摩大脑反射区**

采用掐法掐按大脑反射区2～5分钟，以局部酸痛为宜。

## NO.2 足浴应急良方

**【配方】**桂枝、丹参、赤芍、红花各50克，白酒50毫升，夜交藤60克

桂枝50克

丹参50克

赤芍50克

白酒50毫升

夜交藤60克

红花50克

**【用法】**将配方中材料倒入锅中，加3000毫升水浸泡，半小时后用大火煮沸后再转小火煮半小时，滤除药渣，将药液倒入盆中，待温度不烫皮肤时，放入双足浸泡15分钟。

泡脚　　每次15分钟　　每日1次

# 贫血
## ——猪肝木耳，天然补血良方

- **病症简述：** 贫血是指周围血液单位容积内红细胞数、血红蛋白量及（或）血细胞比容低于正常状态。
- **主要症状：** 头晕眼花、心悸气短、疲乏无力、食欲不振、腹胀恶心、皮肤苍白；或伴有舌炎、皮肤干燥、毛发干脱、指甲龟裂或反甲，甚则发热、轻度浮肿、性欲降低。
- **致病原因：** 需铁量供不应求，月经失血过多，盲目减肥，生活无规律，长期剧烈运动。

## 贫血应急食疗方

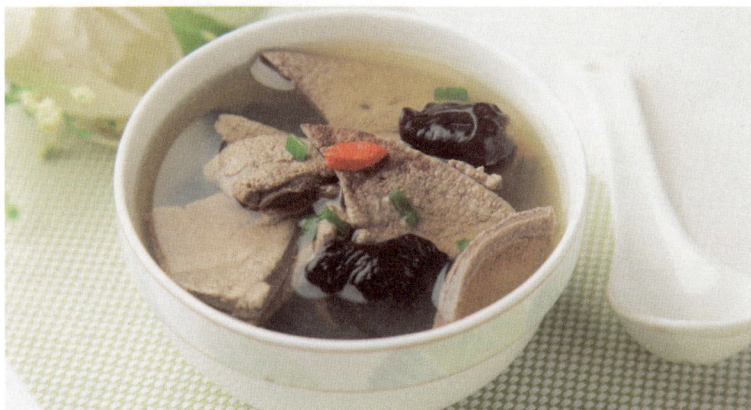

## 猪肝汤

猪肝可调节和改善贫血病人造血系统的生理功能；木耳对贫血有较好的滋补作用。此汤可以益气补血、补虚损，可有效改善贫血、头晕等症状。

**原料** ｜ 木耳20克，猪肝300克，盐、姜丝、小白菜段各适量

**制作**

①将木耳、小白菜分别洗净。

②余猪肝，去除杂质后捞出，沥干水分，待用。

③锅中注入适量的清水大火烧开。

④放入小白菜、木耳、姜丝，煮至食材熟软。

⑤放入猪肝，加入盐，搅拌均匀，稍沸后熄火即可。

# 经络理疗法

**对症基础穴**　中脘　+　膻中　+　神阙　+　血海

**穴位定位**
❶**中脘：**位于上腹部，前正中线上，当脐中上4寸。
❷**膻中：**位于胸部，当前正中线上，平第四肋间，两乳头连线的中点。
❸**神阙：**位于腹中部，脐中央。
❹**血海：**位于髌底内侧端上2寸，当股四头肌内侧头的隆起处。

## 推中脘穴

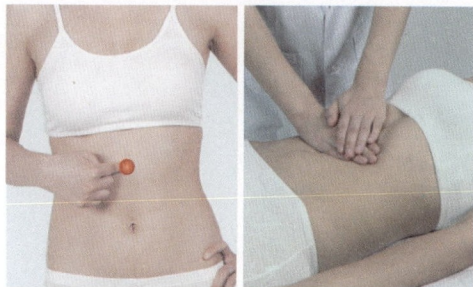

**➡操作方法**
双手掌相叠，横置按于中脘穴，自上而下，稍用力推至近腹处，推20次。

## 推荡膻中穴

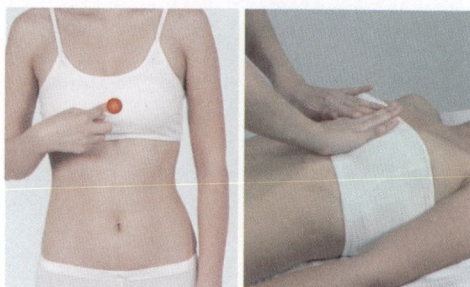

**➡操作方法**
以掌按置于膻中穴上，用掌根稍用力向左推荡，再向右推荡，往返计作10次。

## 摩动神阙穴

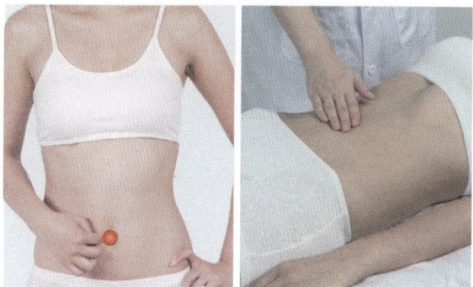

**➡操作方法**
四指置于神阙穴，顺时针摩动30圈。

## 按揉血海穴

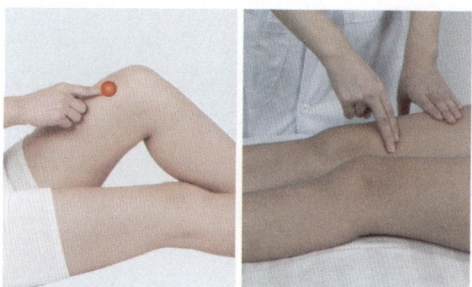

**➡操作方法**
将食指中指按于血海穴上，以顺时针的方向做旋转按揉1分钟。

# 足浴足疗法

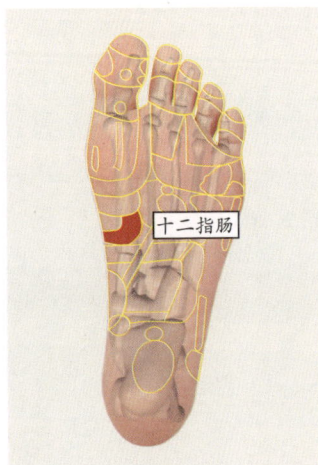

### NO.1 足部反射区按摩法

足浴的同时，按摩以下反射区，可以更好地辅助治疗贫血。

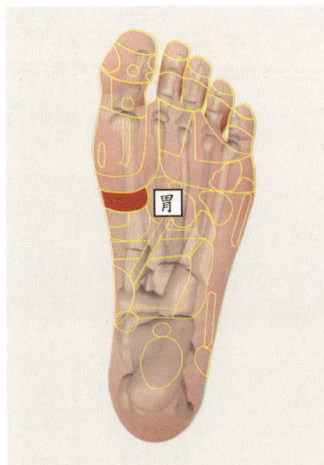

十二指肠

胃

胰腺

➡**按摩十二指肠反射区**

用拇指指腹按压法按压十二指肠反射区2~5分钟。

➡**按摩胃反射区**

用掐法掐按胃反射区2~5分钟，以局部酸痛为宜。

➡**按摩胰腺反射区**

用拇指指腹按压法按压胰腺反射区2~5分钟。

### NO.2 足浴应急良方

【配方】黄芪、当归、升麻、川芎、桂枝、生姜各25克，陈皮10克

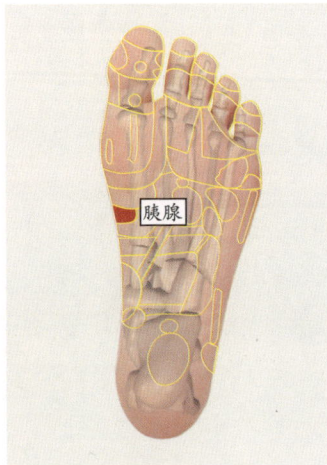

黄芪25克　当归25克　升麻25克　川芎25克

桂枝25克　生姜25克　陈皮10克

【用法】将上述药物加水2500毫升进行煎煮，待沸腾后再煮20分钟，随即倒入盆内，温水浸泡双足，泡至身体微微发热，面色红润为度。

泡脚　每次10~15分钟　每日1~2次

- **病症简述：** 神经衰弱属于神经症的依据，是由于长期处于紧张和压力下，出现精神易兴奋和脑力易疲乏现象。
- **主要症状：** 容易疲劳，注意力难以集中，记忆不佳，对刺激过度敏感，如对声、光刺激或细微的躯体不适特别敏感。
- **致病原因：** 精神因素是造成神经衰弱的主因，如过度疲劳而又得不到休息；经常改变生活环境而又不适应，使中枢神经系统处于过度紧张和疲劳中。

**神经衰弱**
——足浴理疗舒缓神经

## 神经衰弱应急食疗方

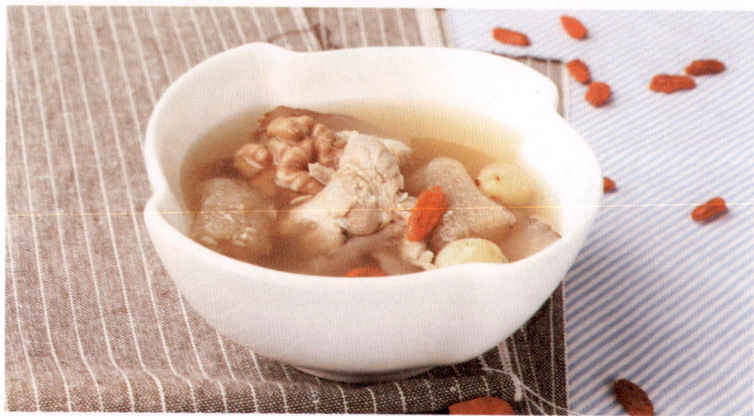

## 天麻炖猪脑汤

**天麻可加强安神补脑之功；川芎可促进脑部血液循环，消除疲劳；核桃、莲子均有益智补脑的功效。此品可益智补脑，对神经衰弱有效果。**

**原料** ｜ 猪脑1只，川芎、枸杞各5克，核桃、莲子各10克

**制作**

①将莲子泡发1小时，枸杞泡发10分钟，核桃、川芎放在一起泡发8～10分钟。

②余猪脑，去除杂质后捞出，过冷水，沥干水分，待用。

③另起锅，注入适量的清水大火烧开。

④放入泡发好的食材和猪脑，大火煮沸后，转小火煮15分钟即可。

# 经络理疗法

**对症基础穴**　攒竹 + 风府 + 心俞 + 内关

**穴位定位**
❶**攒竹：** 位于面部，当眉头陷中，眶上切迹处。
❷**风府：** 位于项部，后发际正中直上1寸，两侧斜方肌之间的凹陷中。
❸**心俞：** 位于背部，当第五胸椎棘突下，旁开1.5寸。
❹**内关：** 位于前臂掌侧，曲泽与大陵的连线上，腕横纹上2寸。

## 按揉攒竹穴

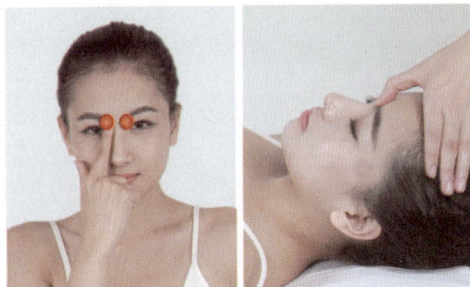

**➡操作方法**
用拇指指腹按揉攒竹穴30次，以穴位有酸胀感为宜。

## 刮拭风府穴

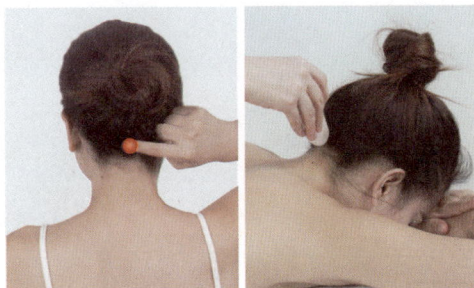

**➡操作方法**
用角刮法刮拭风府穴30次，力度适中，至皮肤发热为度。

## 刮拭心俞穴

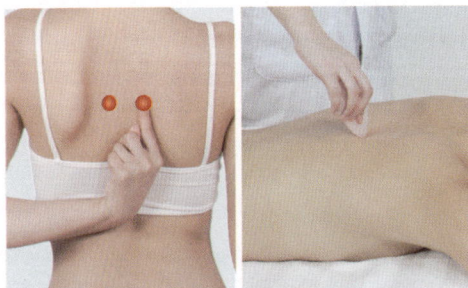

**➡操作方法**
用面刮法刮拭心俞穴30次，至皮肤发红，皮下形成紫色痧斑、痧痕为止。

## 刮拭内关穴

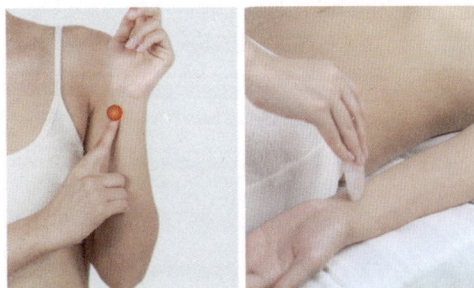

**➡操作方法**
用角刮法由曲池穴至内关穴刮拭30次，刮至皮肤发红，皮下形成紫色痧斑、痧痕为止。

# 足浴足疗法

## NO.1 足部反射区按摩法

足浴的同时，按摩以下反射区，可以更好地辅助治疗神经衰弱。

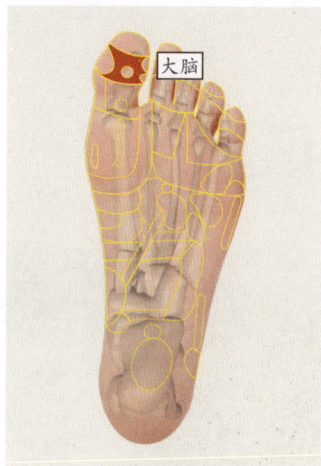

**➡ 按摩大脑反射区**
用掐法掐按大脑反射区2~5分钟，以局部酸痛为宜。

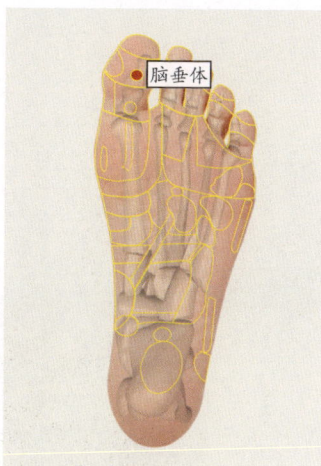

**➡ 按摩脑垂体反射区**
用掐法掐按脑垂体反射区2~5分钟，以局部酸痛为宜。

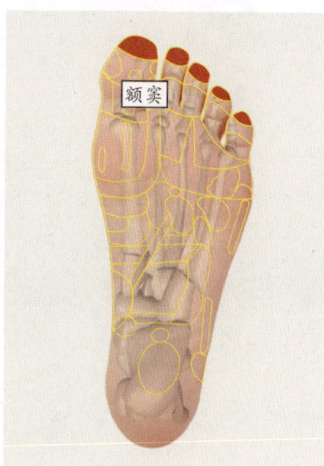

**➡ 按摩额窦反射区**
用掐法掐按额窦反射区2~5分钟，以局部酸痛为宜。

## NO.2 足浴应急良方

【配方】夜交藤50克，远志、柴胡、钩藤、白芍、当归、丹皮各25克，生姜20克

夜交藤50克　远志25克　柴胡25克　钩藤25克

白芍25克　当归25克　丹皮25克　生姜20克

【用法】将上述药物加水2500毫升进行煎煮，待沸腾后再煮20分钟，随即倒入盆内，温水浸泡双足，每日睡前泡足，泡至全身微微发热，有睡意为度。

泡脚　每次10~15分钟　每日1~2次

# 失眠多梦

## ——太阳，缓解失眠多梦的能手

- **病症简述：**失眠多梦又称"不寐""不得眠""不得卧""目不眠"，常见于神经衰弱、神经官能症以及贫血等疾病中。
- **主要症状：**不能正常睡眠，轻者入寐困难、醒后不寐，重者彻夜难眠，常伴有头痛、头昏、心悸、健忘、多梦等症。
- **致病原因：**睡眠环境的突然改变；不良的生活习惯，如睡前饮茶、饮咖啡、吸烟等；任何身体不适；精神情绪因素，如抑郁、生气、悲伤、兴奋等；常服安眠药或嗜酒者的戒断反应。

## 失眠多梦应急食疗方

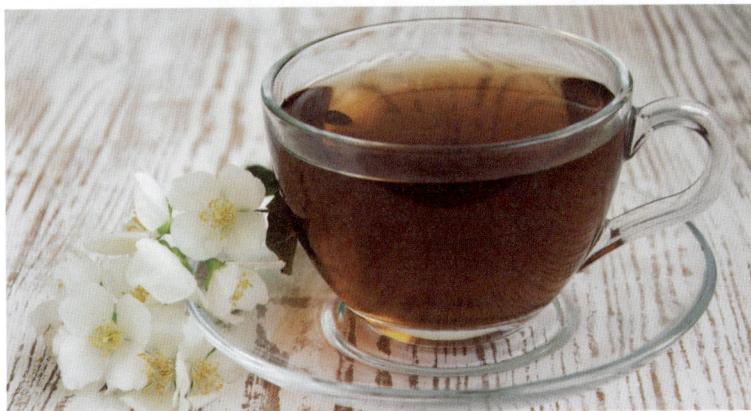

### 灵芝银耳茶

**灵芝具有促进睡眠的作用；夜交藤可以养心安神、祛风通络；银耳益气清肠、安眠健胃。上述合用可以滋阴润肺、安神助眠。**

**原料** ｜ 灵芝5克，夜交藤8克，银耳10克，冰糖15克

**制作**

①将灵芝、夜交藤、银耳洗净。

②将灵芝、银耳、夜交藤切成碎片，置于热水瓶中。

③冲入适量沸水，加盖焖一夜。

④第二天早晨加入冰糖，稍微搅拌，溶化后即可。

# 经络理疗法

**对症基础穴** 印堂 + 太阳 + 头维 + 百会

**穴位定位**

❶印堂：位于额部，两眉头连线中点。

❷太阳：位于耳廓前面，前额两侧，外眼角延长线的上方。

❸头维：位于头侧部，当额角发际上0.5寸，头正中线旁开4.5寸。

❹百会：位于头部，当前发际正中直上5寸，或两耳尖连线的中点处。

## 点按印堂穴

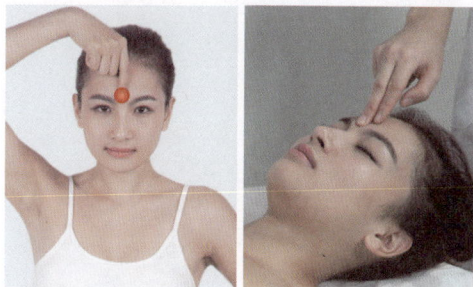

➡操作方法

用食指、中指并拢点按印堂穴30次。

## 揉按太阳穴

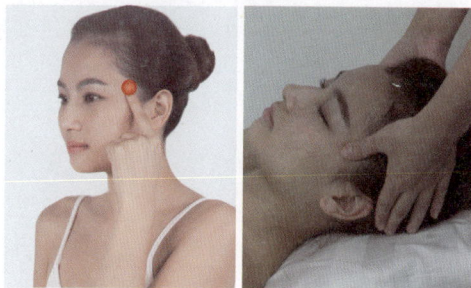

➡操作方法

拇指放于太阳穴上，力度由轻渐重揉按1~2分钟。

## 揉按头维穴

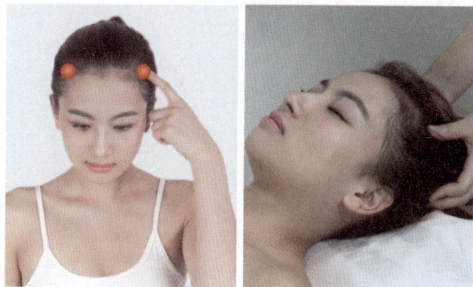

➡操作方法

将拇指放于头维穴上，力度由轻渐重揉按1~2分钟。

## 压揉百会穴

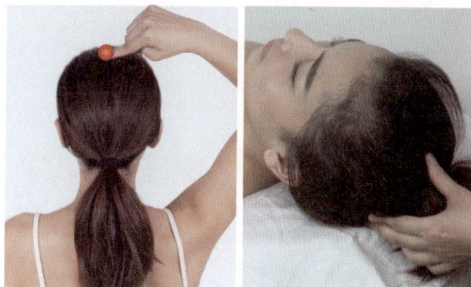

➡操作方法

将拇指放于百会穴上，适当用力压揉1分钟左右。

# 足浴足疗法

## NO.1 足部反射区按摩法

足浴的同时，按摩以下反射区，可以更好地辅助治疗失眠多梦。

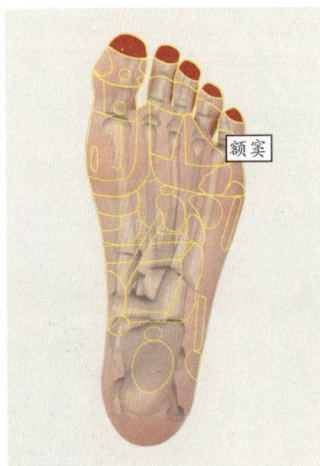

➡ **按摩额窦反射区**

用掐法掐按额窦反射区2~5分钟，以局部酸痛为宜。

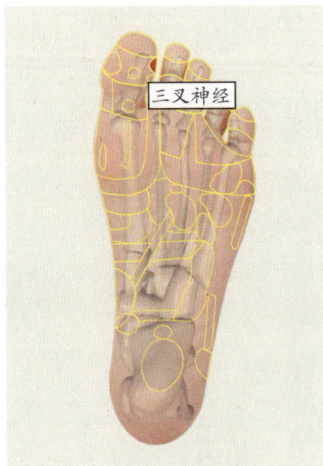

➡ **按摩三叉神经反射区**

用掐法掐按三叉神经反射区2~5分钟，以局部酸痛为宜。

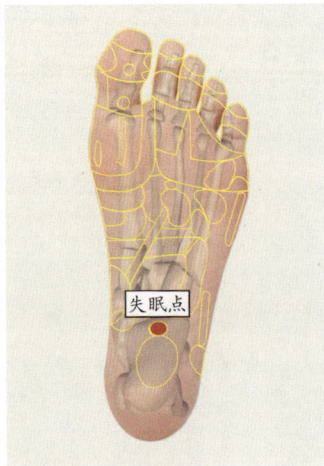

➡ **按摩失眠点反射区**

用单食指叩拳法顶压失眠点反射区2~5分钟。

## NO.2 足浴应急良方

【配方】黄芪30克，酸枣仁、夜交藤各25克，白术、当归、木香、远志、炙甘草各20克

黄芪30克　酸枣仁25克　夜交藤25克　白术20克

当归20克　木香20克　远志20克　炙甘草20克

【用法】将以上药物倒入锅中，加3000毫升水，大火煮沸后再转小火煮半小时，滤除药渣，将药液倒入盆中，待温度不烫皮肤时，放入双足浸泡15分钟，至全身放松、身体微微发热为度。

泡脚　每次15分钟　每日1次

# CHAPTER 04

# 脾胃肠道不适，需快速治疗

胃是一个特殊的器官，酸甜苦辣、荤素五谷，都要在胃里消化。而胃又是一个颇为娇嫩的器官，不注意保养便可能出现问题，胃出现问题，也会波及肠道。胃肠的消化吸收功能有异样，则会出现胃胀、胃痛、反酸、消化不良等症状。

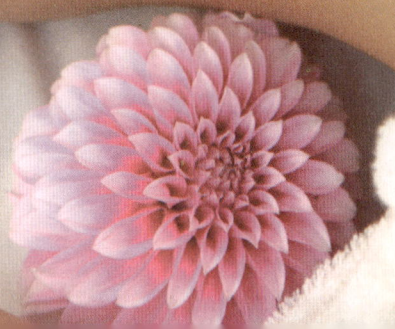

# 胃痛

## —中脘、足三里温中，健胃，助消化

- **病症简述：** 胃痛又称"胃脘痛"，常见于急慢性胃炎、消化性溃疡、胃痉挛、胃扭转、胃下垂等疾病中。
- **主要症状：** 以上腹胃脘部疼痛为主症，常伴有胃脘部痞闷或胀满、恶心呕吐、食欲不振、吞酸等症状。
- **致病原因：** 包括工作过度紧张、食无定时、吃饱后马上工作或做运动、饮酒过多、吃辣过度、经常进食难消化的食物等。胃痛可能有若干因素，但大多数是由胃酸反流引起的。

## 胃痛应急食疗方

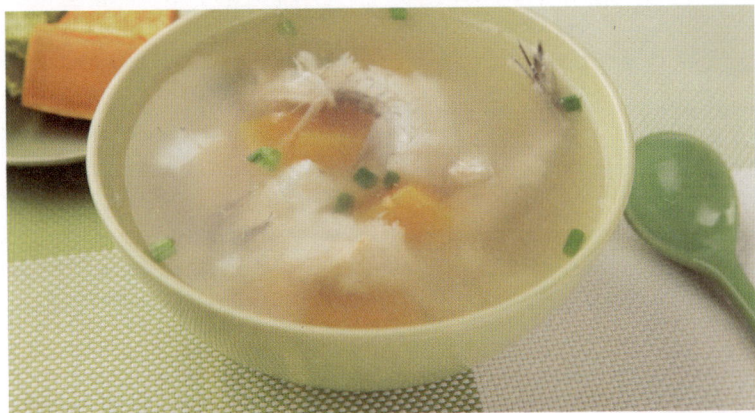

### 木瓜鲩鱼汤

木瓜特有的木瓜酵素有助于食物的消化吸收；鲩鱼，味甘、性温，可以暖胃和中、消食化滞。二者合用可以健脾养胃、缓解胃痛。

**原料** ｜ 木瓜1个，鲩鱼100克，生姜片、盐、食用油各适量

**制作**

①将木瓜洗净，削皮切成块；鲩鱼洗净，切段。

②锅中倒入少许食用油烧热，放入鲩鱼煎出香味。

③加入木瓜及生姜片，放适量水。

④用大火烧开后，转小火煮1小时。

⑤放入盐，稍微搅拌即可。

# 经络理疗法

**穴位定位**

❶ **中脘：** 位于上腹部，前正中线上，当脐中上4寸。

❷ **内关：** 位于前臂正中，腕横纹上2寸，在桡侧腕屈肌腱同掌长肌腱之间。

❸ **手三里：** 位于前臂背面桡侧，当阳溪与曲池的连线上，肘横纹下2寸。

❹ **足三里：** 位于小腿前外侧，当犊鼻下3寸，距胫骨前缘一横指（中指）。

## 按揉中脘穴

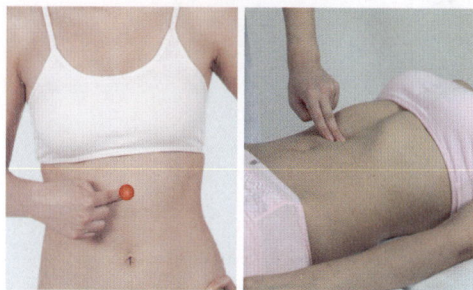

➡ **操作方法**

食指与中指并拢，两指指腹放于中脘穴上，以环形按揉2分钟，力度适中。

## 点按内关穴

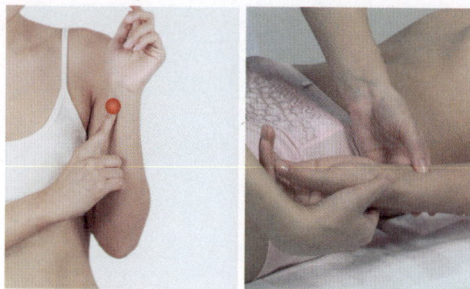

➡ **操作方法**

用拇指指腹点按内关穴100次，力度由轻到重。

## 掐按手三里穴

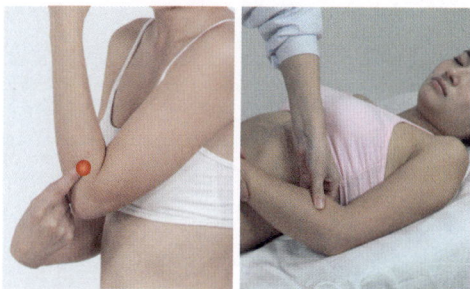

➡ **操作方法**

掌心朝下，将拇指、食指、中指相对成钳形，掐按手三里穴处3分钟，先左后右。

## 压揉足三里穴

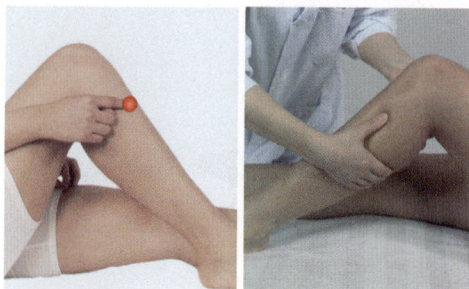

➡ **操作方法**

将拇指指腹放于足三里穴上，微用力压揉3分钟。

# 足浴足疗法

**NO.1  足部反射区按摩法**

足浴的同时，按摩以下反射区，可以更好地辅助治疗胃痛。

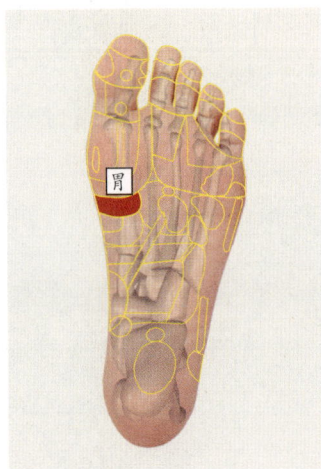

胃

十二指肠

小肠

➡按摩胃反射区

用刮压法刮压胃反射区2~5分钟，以局部酸痛为宜。

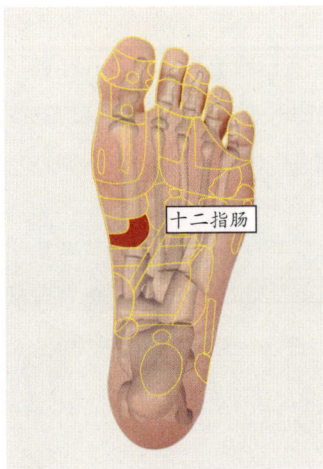

➡按摩十二指肠反射区

用拇指指腹按压法按压十二指肠反射区2~5分钟。

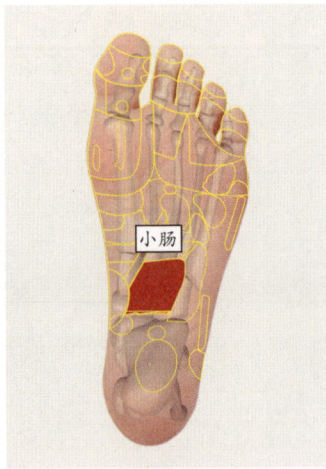

➡按摩小肠反射区

用拇指指腹按压法按压小肠反射区2~5分钟。

**NO.2  足浴应急良方**

【配方】黄芪、香附、陈皮、白芍、生姜各30克

黄芪30克　　香附30克　　陈皮30克

生姜30克　　白芍30克

【用法】将以上药物倒入锅中，加3000毫升水浸泡，半小时后用大火煮沸后再转小火煮半小时，滤除药渣，将药液倒入盆中，待温度不烫皮肤时，放入双足浸泡15分钟。

泡脚　　每次15分钟　　每日1次

- **病症简述：** 消化不良又称功能性消化不良，是临床上最常见的一种功能性肠胃病，病程超过一个月或在过去的十二月中累计超过十二周。
- **主要症状：** 无特征性的症状，主要有上腹痛、上腹胀、早饱、嗳气、食欲不振、恶心、呕吐等，可单独或以一组症状出现。
- **致病原因：** 进食后胃底容受舒张发生障碍，胃窦及十二指肠运动协调紊乱及内脏高敏等因素与消化不良发病有关；心理、环境及社会因素可影响、加重消化不良。

## 消化不良应急食疗方

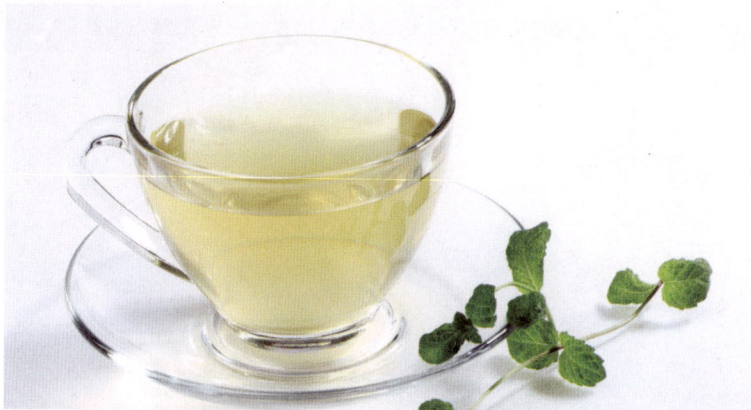

# 二芽消食汤

生谷芽可健脾开胃、和中消食；麦芽可行气消食、退乳消胀。二者配伍煮水，长期饮用，可以健脾开胃消食、缓解消化不良。

**原料** ｜ 生谷芽15克，麦芽15克

**制作**

①将生谷芽和麦芽洗净。

②将生谷芽、麦芽倒入锅中，放入适量清水。

③将锅置于火上，用大火煮沸。

④转小火煮30分钟即可，饭后当茶饮。

消化不良——二芽消食有效又健康

# 经络理疗法

**对症基础穴** 中脘 + 气海 + 内关 + 足三里

**穴位定位**
❶ **中脘：** 位于上腹部，前正中线上，当脐中上4寸。
❷ **气海：** 位于下腹部，前正中线上，当脐中下1.5寸。
❸ **内关：** 位于前臂正中，腕横纹上2寸，在桡侧腕屈肌腱同掌长肌腱之间。
❹ **足三里：** 位于小腿前外侧，当犊鼻下3寸，距胫骨前缘一横指（中指）。

## 灸治中脘穴

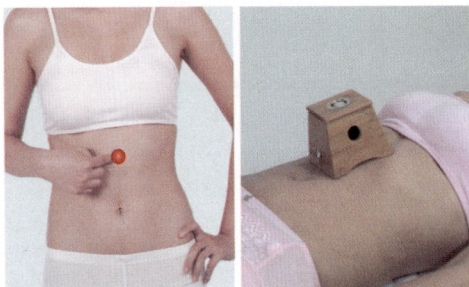

➡ **操作方法**
点燃艾灸盒灸治中脘穴10～15分钟。

## 按揉气海穴

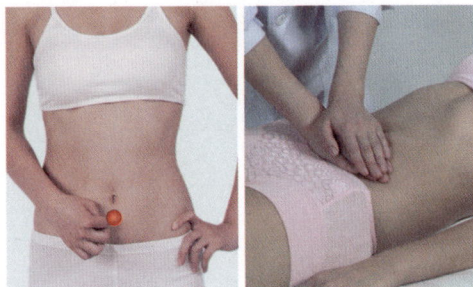

➡ **操作方法**
双手掌重叠贴于气海穴，以顺时针方向旋转按揉1～2分钟。

## 揉按内关穴

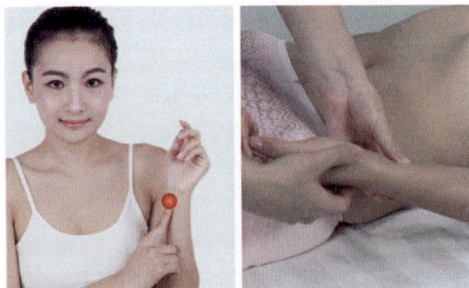

➡ **操作方法**
用拇指指腹紧贴于内关穴上，揉按1～2分钟，左右两臂交替进行。

## 按揉足三里穴

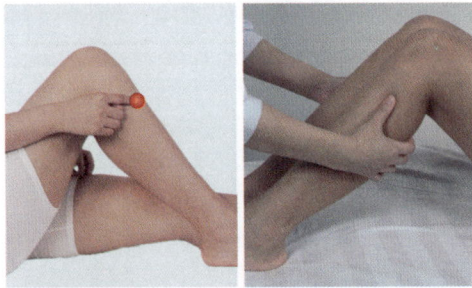

➡ **操作方法**
用拇指指腹贴于足三里穴按揉1～2分钟，以局部有酸胀麻的感觉为止。

# 足浴足疗法

## NO.1 足部反射区按摩法

足浴的同时，按摩以下反射区，可以更好地辅助治疗消化不良。

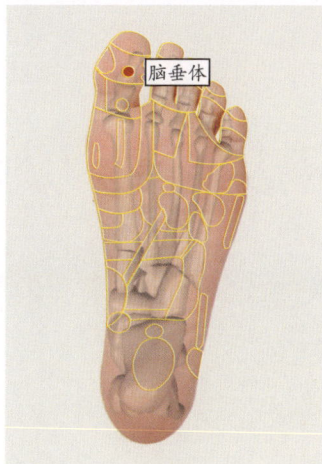

**➡按摩脑垂体反射区**

用掐法掐按脑垂体反射区2分钟，以局部酸痛为宜。

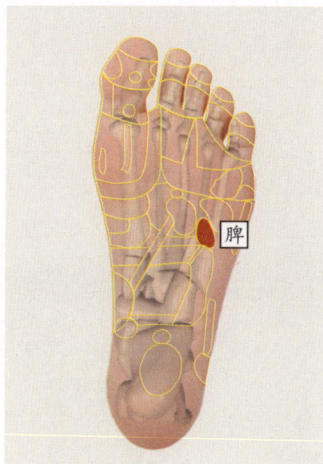

**➡按摩脾反射区**

用单食指叩拳法顶压脾反射区2～5分钟，以局部酸痛为宜。

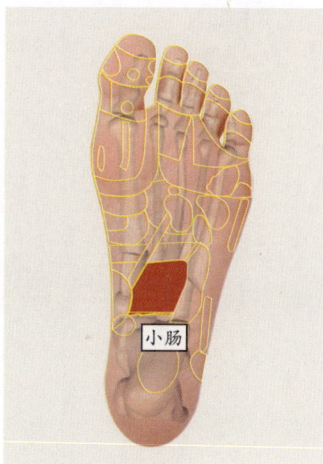

**➡按摩小肠反射区**

用拇指指腹按压法按压小肠反射区2～5分钟。

## NO.2 足浴应急良方

【配方】焦山楂、厚朴、神曲、莱菔子、陈皮、木香各30克

焦山楂30克　厚朴30克　神曲30克

莱菔子30克　陈皮30克　木香30克

【用法】将以上药物倒入锅中，加3000毫升水浸泡，半小时后用大火煮沸后再转小火煮半小时，滤除药渣，将药液倒入盆中，待温度不烫皮肤时，放入双足浸泡15分钟。

泡脚　　每次15分钟　　每日1次

# 腹部胀满

## ——陈皮消胀可常饮

- **病症简述：** 腹部胀满可以是一种主观上的感觉，感到腹部的一部分或全腹部胀满；也可以是一种客观上的检查所见，发现腹部一部分或全腹部膨隆。
- **主要症状：** 腹部胀满，可伴有腹痛、呕吐、嗳气、便秘、腹泻、肛门排气增加、发热等。
- **致病原因：** 主要由肠胃疾病引起，如慢性胃炎、胃溃疡、痢疾等疾病。

## 腹部胀满应急食疗方

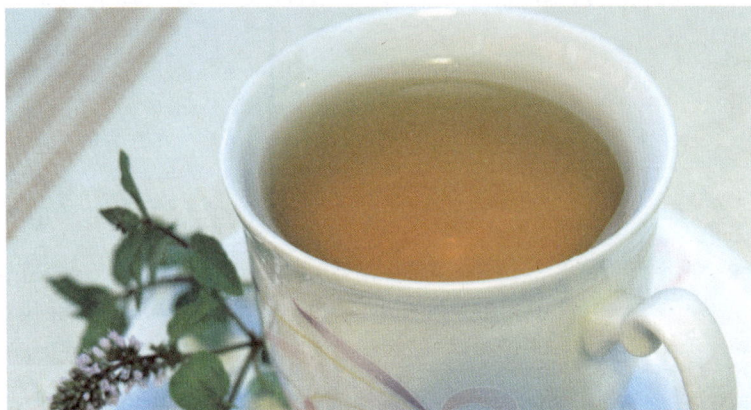

### 玫瑰陈皮水

陈皮可用于脾胃气滞、胸腹胀闷、呃逆少食；玫瑰花可理气解郁、活血散瘀，用于缓解肝胃不和、脘腹疼痛、胸闷呕恶。二者合用可以消除胀气。

**原料** ｜ 陈皮2克，干玫瑰花1克

**制作**

①将陈皮和玫瑰花洗净，陈皮切丝。
②锅中注入适量清水，烧开。
③放入陈皮和玫瑰。
④盖上锅盖，焖5~10分钟，倒入杯中即可饮用。

# 经络理疗法

**对症基础穴** 肩井 + 建里 + 合谷 + 足三里

**穴位定位**

❶**肩井：**位于肩上，前直乳中，当大椎与肩峰端连线的中点上。

❷**建里：**位于上腹部，前正中线上，当脐中上3寸。

❸**合谷：**位于手背，第一、二掌骨间，当第二掌骨桡侧的中点处。

❹**足三里：**位于小腿前外侧，当犊鼻下3寸，距胫骨前缘一横指（中指）。

## 揉捏肩井穴

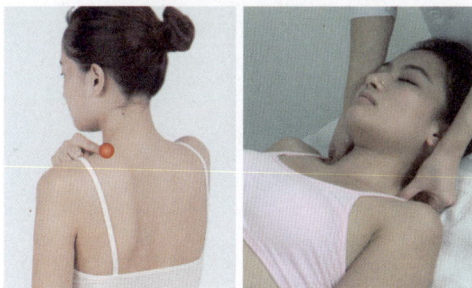

➡**操作方法**

用拇指与食、中指相对成钳形，用力捏住肩井穴，做一收一放的揉捏动作约10次。

## 按压建里穴

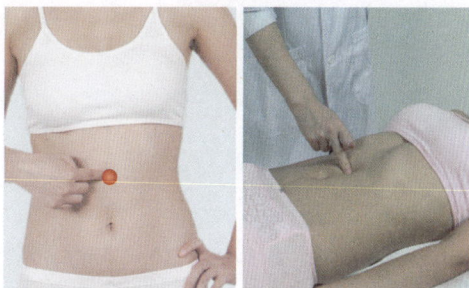

➡**操作方法**

用中指抵住建里穴，用力按压，同时用上臂发力，进行颤抖，约半分钟。

## 掐按合谷穴

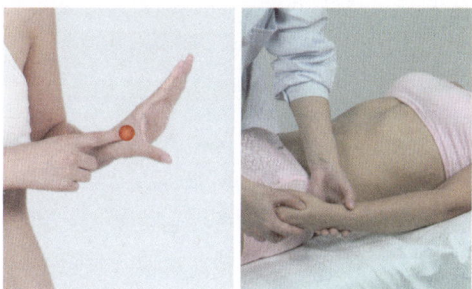

➡**操作方法**

用拇指掐按合谷穴，用力捏按10次，以有强烈的酸胀感为度。

## 揉按足三里穴

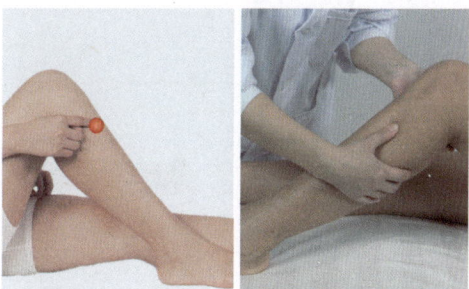

➡**操作方法**

用拇指指腹以顺时针的方向揉按足三里穴2分钟，以有酸胀感为宜。

# 足浴足疗法

NO.1 **足部反射区按摩法**

足浴的同时，按摩以下反射区，可以更好地辅助治疗腹部胀满。

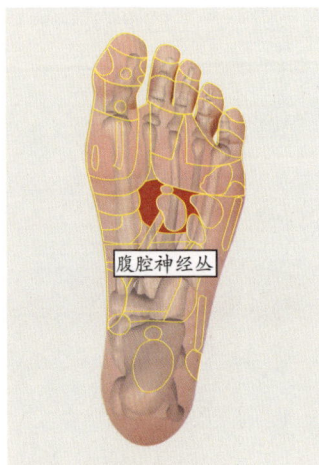

**➡按摩腹腔神经丛反射区**
用拇指指腹按压法按压腹腔神经丛反射区2~5分钟。

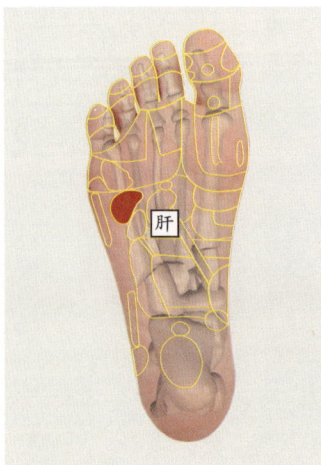

**➡按摩肝反射区**
用拇指指腹按压法按压肝反射区2~5分钟。

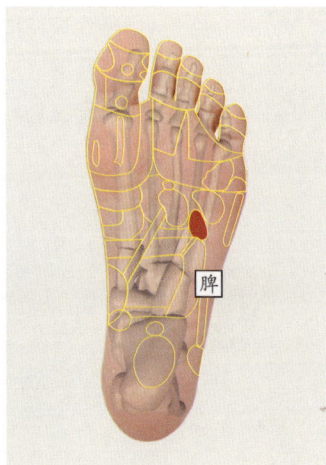

**➡按摩脾反射区**
用单食指叩拳法顶压脾反射区2~5分钟，以局部酸痛为宜。

NO.2 **足浴应急良方**

【配方】木香、乌药、枳壳、川楝子、槟榔、沉香、柿蒂、代赭石各10克

木香10克　乌药10克　川楝子10克　枳壳10克

槟榔10克　沉香10克　柿蒂10克　代赭石10克

【用法】将以上药物倒入锅中，加3000毫升水浸泡，半小时后用大火煮沸后再转小火煮半小时，滤除药渣，将药液倒入盆中，待温度不烫皮肤时，放入双足浸泡15分钟。

泡脚　每次15分钟　每日1次

- **病症简述：** 泄泻是指排便次数明显超过平日习惯的频率，粪质稀薄，水分增加，每日排便量超过200克，或含未消化食物或脓血、黏液的一种常见症状。
- **主要症状：** 以大便次数增多、便质清稀甚至如水样或完谷不化为主症。
- **致病原因：** 细菌感染、病毒感染、食物中毒、吃生冷食物导致肠功能紊乱，进食不规律，着凉，等等。

泄泻
——天枢，便秘泄泻都找它

## 泄泻应急食疗方

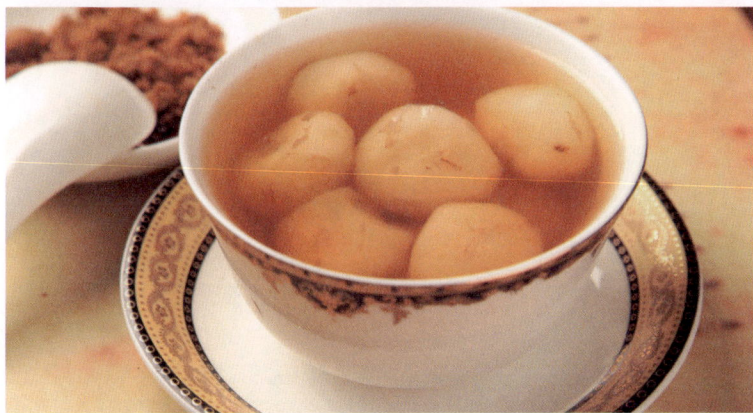

## 马蹄红糖饮

**马蹄具有健胃、止泻、消食功能，常吃能够减少直肠癌的发生。本品具有健脾止泻、消食化积的作用，长期服用对腹泻有一定疗效。**

**原料** | 马蹄10个，红糖适量

**制作**

①砂锅中注入适量清水，用大火烧热。
②倒入备好的马蹄、红糖，搅拌均匀。
③盖上锅盖，烧开后转小火煮15分钟至食材熟软。
④揭开锅盖，搅拌均匀。
⑤关火后将煮好的糖水盛出，装入碗中即可。

# 经络理疗法

**对症基础穴** 中脘 + 水分 + 天枢 + 大巨

**穴位定位**
❶中脘：位于上腹部，前正中线上，当脐中上4寸。
❷水分：位于上腹部，前正中线上，当脐中上1寸。
❸天枢：位于腹中部，平脐中，距脐中2寸。
❹大巨：位于下腹部，当脐下2寸，距前正中线2寸。

## 按揉中脘穴

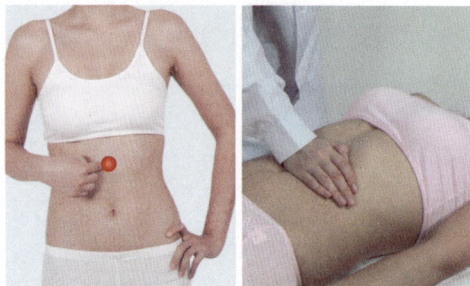

➡️操作方法
用手掌大小鱼际处以打圈的方式按揉中脘穴，按顺时针方向按揉5分钟。

## 按揉水分穴

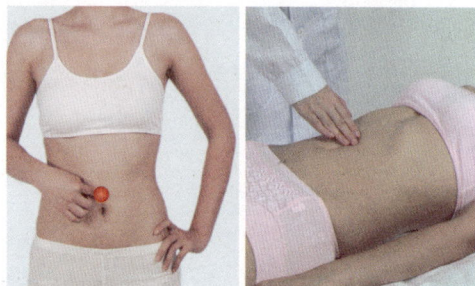

➡️操作方法
食指、中指、无名指并拢，用手臂的力度揉按水分穴1～3分钟，以潮红发热为佳。

## 按揉天枢穴

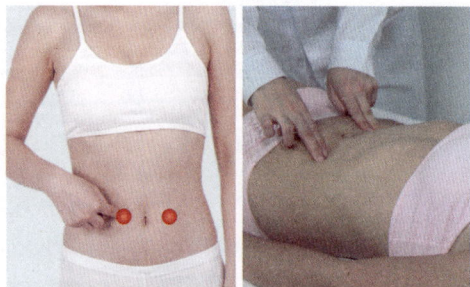

➡️操作方法
用指尖按揉天枢穴，双手指尖缓慢加力，按揉5分钟。

## 按揉大巨穴

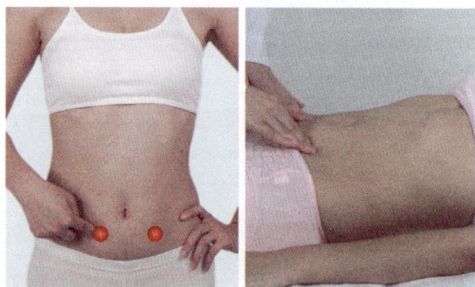

➡️操作方法
用指尖按揉大巨穴，双手指尖缓慢加力，按揉5分钟。

# 足浴足疗法

### NO.1 足部反射区按摩法

足浴的同时，按摩以下反射区，可以更好地辅助治疗泄泻。

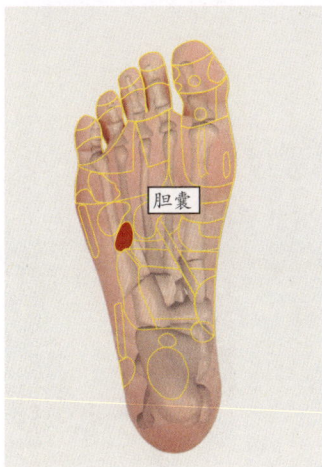

**➡ 按摩胆囊反射区**
用掐法掐按胆囊反射区2～5分钟，以局部酸痛为宜。

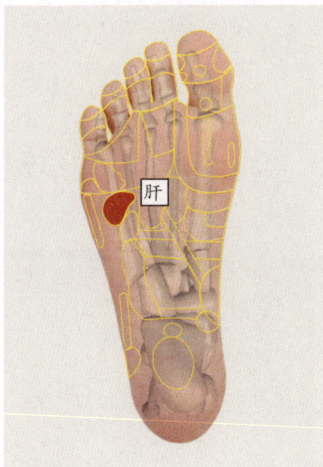

**➡ 按摩肝反射区**
用单食指叩拳法顶压肝反射区2～5分钟，以局部酸痛为宜。

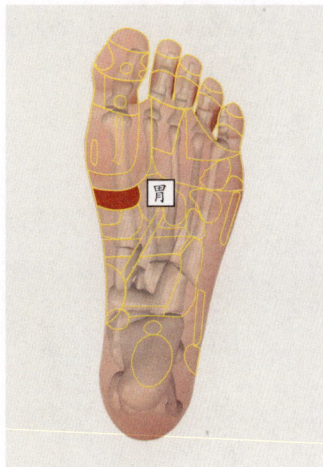

**➡ 按摩胃反射区**
用掐法掐按胃反射区2～5分钟，以局部酸痛为宜。

### NO.2 足浴应急良方

【配方】金钱草、海金沙、鸡内金各50克，郁金、枳壳、延胡索各30克

金钱草50克　　海金沙50克　　鸡内金50克

郁金30克　　枳壳30克　　延胡索30克

【用法】将以上药物倒入锅中，加3000毫升水浸泡，半小时后用大火煮沸后再转小火煮半小时，滤除药渣，将药液倒入盆中，待温度不烫皮肤时，放入双足浸泡15分钟。

泡脚　　每次15分钟　　每日1次

# 大便秘结

## ——黑芝麻、杏仁要常吃

- **病症简述：** 大便秘结即便秘，指排便周期长，或虽有便意但排便困难的病症，可见于多种急、慢性疾病中。
- **主要症状：** 2日以上至1周左右大便1次，粪质干硬，排出困难；或每日排便1次，但粪质干燥坚硬，排出困难；或粪质并不干硬，也有便意，但排出困难。常伴有腹胀、腹痛、头晕、便血等症状。
- **致病原因：** 饮食不当，如饮水过少或进食含纤维素的食物过少；生活压力过大，精神紧张；滥用泻药，对药物产生依赖；结肠运动功能紊乱；年老体虚，排便无力等。

## 大便秘结应急食疗方

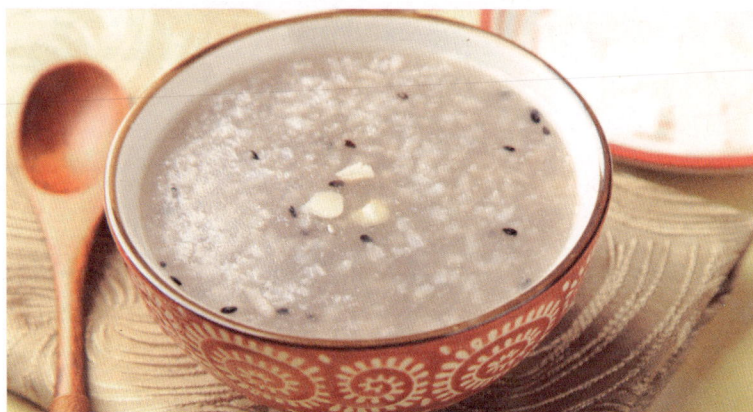

### 黑芝麻杏仁粥

**黑芝麻滑肠润燥，杏仁润肠通便，与大米煮粥食用，可调和肠胃，促进肠液的分泌，常食可有效防治习惯性便秘。**

**原料** ｜ 水发大米100克，黑芝麻10克，杏仁12克，冰糖25克

**制作**

①将杏仁用热水浸泡10分钟，去皮洗净，切碎。

②将大米倒入锅中，大火煮开。

③倒入杏仁和黑芝麻，搅拌均匀。

④用大火煮开后转小火焖煮30分钟。

⑤放入冰糖调匀即可。

# 经络理疗法

| | |
|---|---|
| **对症基础穴** | 支沟 + 足三里 + 上巨虚 + 大肠俞 |
| **穴位定位** | ❶**支沟**：位于前臂背侧，当阳池与肘尖的连线上，腕背横纹上3寸。<br>❷**足三里**：位于小腿前外侧，当犊鼻下3寸，距胫骨前缘一横指（中指）。<br>❸**上巨虚**：位于小腿前外侧，当犊鼻下6寸，距胫骨前缘一横指（中指）。<br>❹**大肠俞**：位于腰部，当第四腰椎棘突下，旁开1.5寸。 |

## 压揉支沟穴

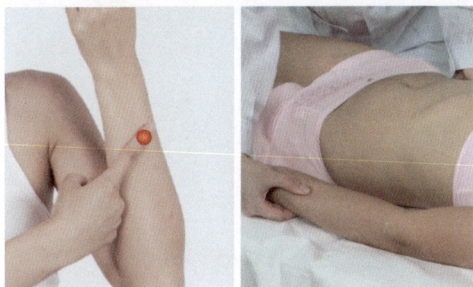

➡**操作方法**

将拇指指尖放于支沟穴上，以局部感到胀痛为宜，每次按压5分钟，每天3次。

## 压揉足三里穴

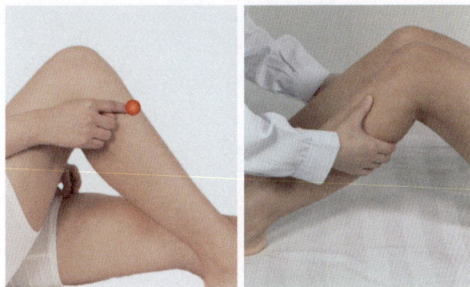

➡**操作方法**

将拇指指尖放于足三里穴上，微用力压揉3分钟，以有酸胀感为宜。

## 压揉上巨虚穴

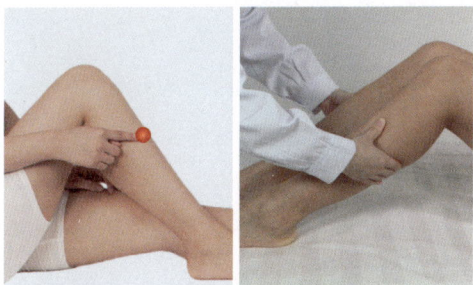

➡**操作方法**

将拇指指尖放于上巨虚穴上，微用力压揉，以局部有酸胀痛为宜。

## 刮拭大肠俞穴

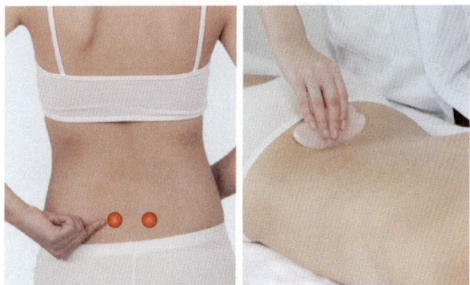

➡**操作方法**

用刮痧板边缘刮拭大肠俞穴5分钟，以出痧为度。

# 足浴足疗法

**NO.1** ## 足部反射区按摩法

足浴的同时，按摩以下反射区，可以更好地辅助治疗大便秘结。

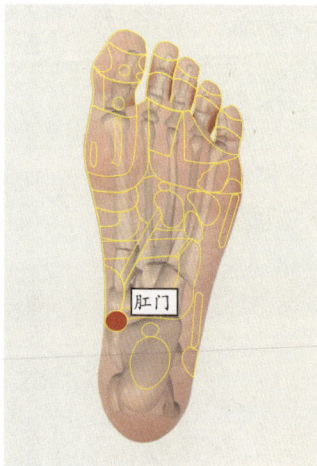

肛门

十二指肠

小肠

**➡按摩肛门反射区**

用单食指叩拳法顶压肛门反射区2~5分钟。

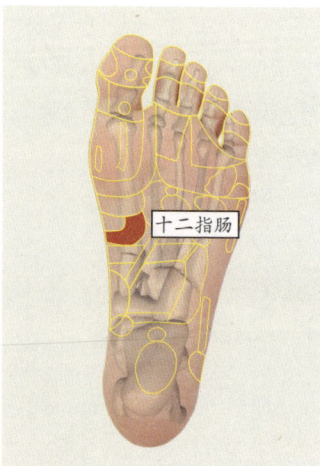

**➡按摩十二指肠反射区**

用拇指指腹按压法按压十二指肠反射区2~5分钟。

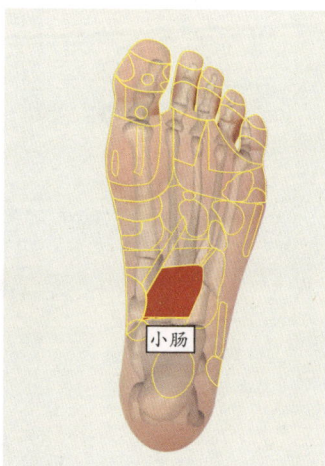

**➡按摩小肠反射区**

用拇指指腹按压法按压小肠反射区2~5分钟。

**NO.2** ## 足浴应急良方

【配方】黄芪、桂枝、木香、枳壳、当归、肉苁蓉各30克，陈皮20克

黄芪30克　　桂枝30克　　木香30克　　枳壳30克

当归30克　　肉苁蓉30克　　陈皮20克

【用法】将以上药物倒入锅中，加3000毫升水，大火煮沸后，滤除药渣，将药液倒入盆中，待温度不烫皮肤时，放入双足浸泡15分钟。此足浴方适合体虚、排便无力的便秘患者。

泡脚　　每次15分钟　　每日1次

- **病症简述：**痔疮又称痔核，临床上分为三种类型：位于肛门齿线以上的为内痔，在肛门齿线外的为外痔，两者混合存在的称为混合痔。
- **主要症状：**便血，内痔可伴有疼痛不适、瘙痒，外痔可伴有肿胀、疼痛。
- **致病原因：**便秘、长期饮酒、进食大量刺激性食物和久坐久立是主要诱因。

# 痔疮

—— 坐浴熏洗除隐疾

## 痔疮应急食疗方

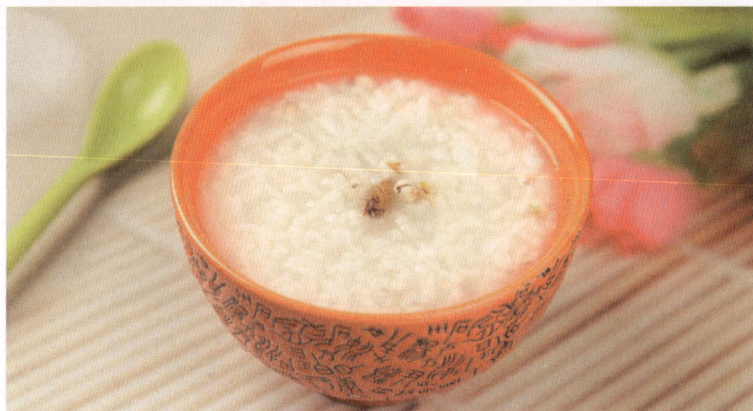

## 苍耳粳米粥

苍耳子具有散风除湿、通窍止痛的作用；粳米具有健脾胃、固肠止泻的功效。二者配伍烹制此粥，具有祛风、消肿功效，适用于痔疮下血等。

**原料** ｜ 苍耳子3克，粳米100克

**制作**

①将苍耳子和粳米分别洗净。

②苍耳子放入锅中，加入适量水煎煮后，去渣保留药汁。

③另起锅，放入粳米，倒入药汁。

④用大火煮沸，转小火煮至熟即可。

# 经络理疗法

**对症基础穴**　百会 + 中脘 + 二白 + 大肠俞

**穴位定位**
❶ **百会：**位于头部，当前发际正中直上5寸，或两耳尖连线的中点处。
❷ **中脘：**位于上腹部，前正中线上，当脐中上4寸。
❸ **二白：**位于前臂掌侧，腕横纹上4寸，桡侧腕屈肌腱的两侧，一侧2穴。
❹ **大肠俞：**位于腰部，当第四腰椎棘突下，旁开1.5寸。

### 按压百会穴

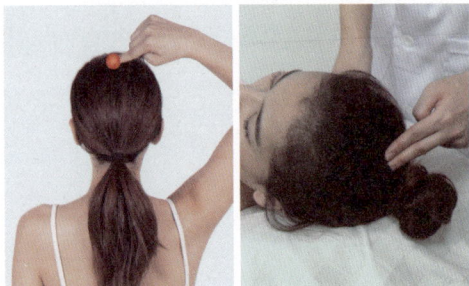

➡ **操作方法**
用中指指腹在百会穴上稍用力向下按压3分钟，以有酸胀感为宜。

### 按揉中脘穴

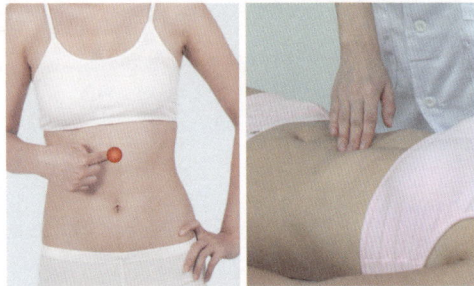

➡ **操作方法**
用食指、中指指腹按揉中脘穴，用力向下按压1分钟，以有酸胀感为宜。

### 按揉二白穴

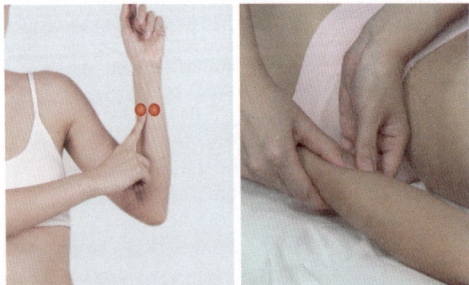

➡ **操作方法**
用拇指指腹按揉二白穴1~2分钟，以潮红发热为宜。

### 点按大肠俞穴

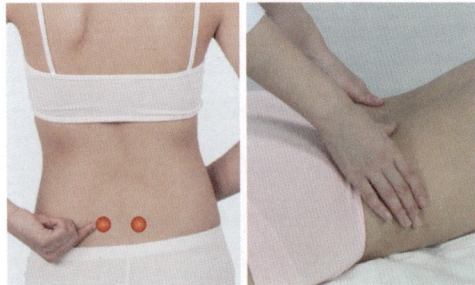

➡ **操作方法**
用拇指指腹点按大肠俞穴1~3分钟，以潮红发热为佳。

# 足疗、坐浴法

## NO.1 足部反射区按摩法

足浴的同时，按摩以下反射区，可以更好地辅助治疗痔疮。

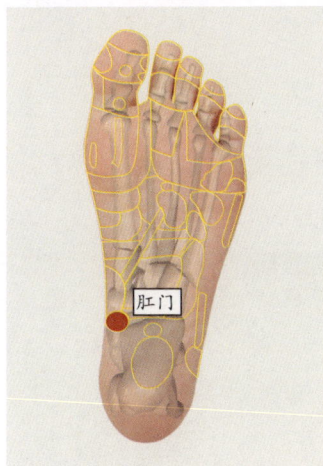

**➡按摩肛门反射区**

用单食指叩拳法顶压肛门反射区2~5分钟。

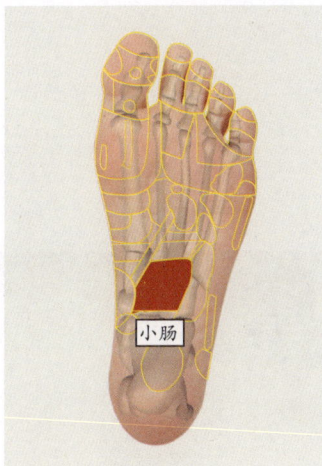

**➡按摩小肠反射区**

用拇指指腹按压法按压小肠反射区2~5分钟。

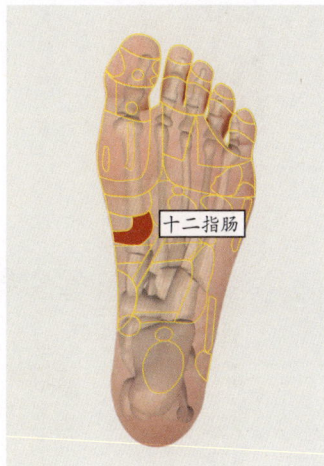

**➡按摩十二指肠反射区**

用拇指指腹按压法按压十二指肠反射区2~5分钟。

## NO.2 坐浴应急良方

【配方】槐花、黄柏、丹参、田七、丹皮各30克，薄荷15克

槐花30克　　黄柏30克　　丹参30克

田七30克　　薄荷15克　　丹皮30克

【用法】将以上药物倒入锅中，加3000毫升水浸泡，半小时后用大火煮沸即可，滤除药渣，将药液倒入盆中，待温度不烫皮肤时，坐浴、熏洗肛门15分钟。

坐浴　　每次15分钟　　每日1次

# 恶心呕吐
## ——生姜止呕还暖胃

- **病症简述：** 恶心呕吐是临床常见病症，亦可见于多种疾病，是机体的一种防御反射动作。有声有物为"呕"，有物无声为"吐"。
- **主要症状：** 以呕吐食物、痰涎、水液、胆汁诸物或干呕无物为主症，常伴有脘腹不适、恶心纳呆、吞酸嘈杂等症状。
- **致病原因：** 饮食不节、情志不遂、寒暖失宜，以及闻及不良气味等，皆可诱发呕吐，或使呕吐加重。

## 恶心呕吐应急食疗方

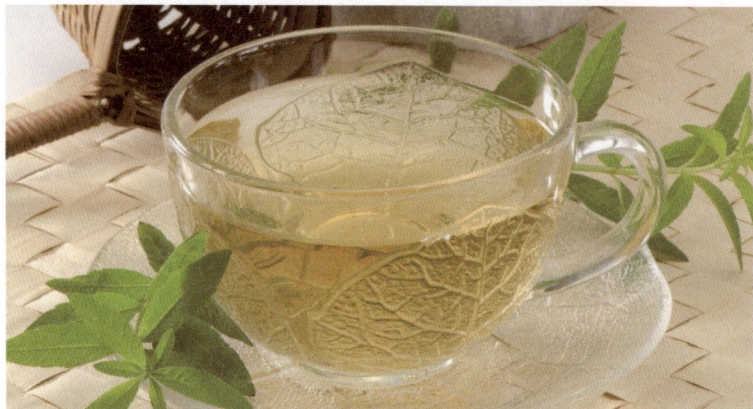

### 甘蔗生姜汁

甘蔗具有清热、生津、下气等功效，可治反胃呕吐；生姜具有温中止呕的作用，可治胃寒呕吐。二者合用可以清热解毒、和胃止呕。

**原料** ｜ 甘蔗、鲜生姜各适量

**制作**

①将甘蔗、生姜分别洗净，剥去皮。
②将甘蔗、生姜分别捣烂取汁液。
③将两汁混合，搅拌均匀，即可饮用。

# 经络理疗法

**对症基础穴**　内关 ＋ 列缺 ＋ 中脘 ＋ 足三里

**穴位定位**
❶ **内关：**位于前臂正中，腕横纹上2寸，在桡侧腕屈肌腱同掌长肌腱之间。
❷ **列缺：**位于前臂桡侧缘，桡骨茎突上方，腕横纹上1.5寸。
❸ **中脘：**位于上腹部，前正中线上，当脐中上4寸。
❹ **足三里：**位于小腿前外侧，当犊鼻下3寸，距胫骨前缘一横指（中指）。

## 按摩内关穴

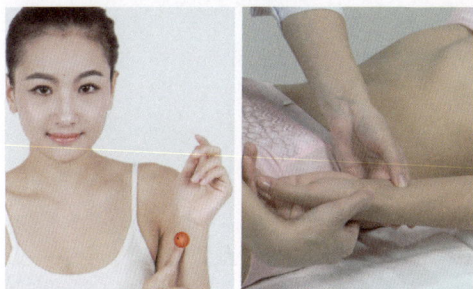

➡**操作方法**
拇指指腹放于内关穴上，力度由轻渐重，揉按1~2分钟，以潮红发热为宜。

## 揉按列缺穴

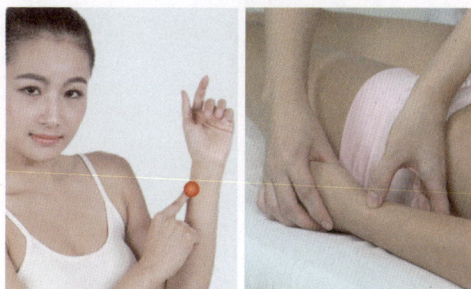

➡**操作方法**
拇指指尖放于列缺穴上，揉按3分钟，力度适中，以有酸胀感为宜。

## 按揉中脘穴

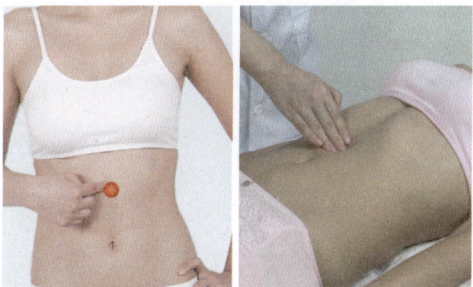

➡**操作方法**
食指、中指、无名指并拢，手指指尖放于中脘穴上，以打圈方式按揉2分钟，力度适中。

## 压揉足三里穴

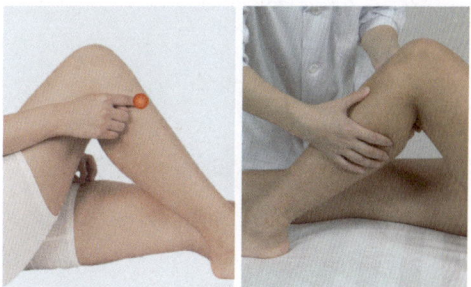

➡**操作方法**
将拇指指尖放于足三里穴上，微用力压揉3分钟，以有酸胀感为宜。

# 足浴足疗法

NO.1 **足部反射区按摩法**

足浴的同时，按摩以下反射区，可以更好地辅助治疗呕吐。

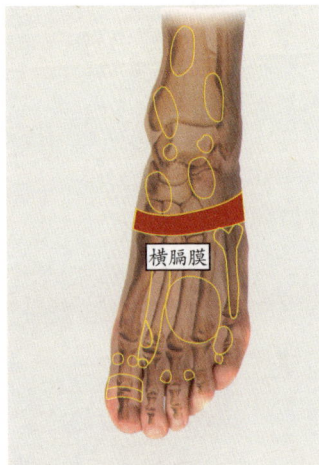

**➡ 按摩横膈膜反射区**

用拇指指腹按压法按压横膈膜反射区2~5分钟。

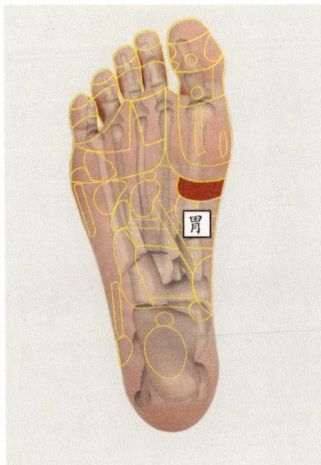

**➡ 按摩胃反射区**

采用单食指叩拳法顶压胃反射区2~5分钟。

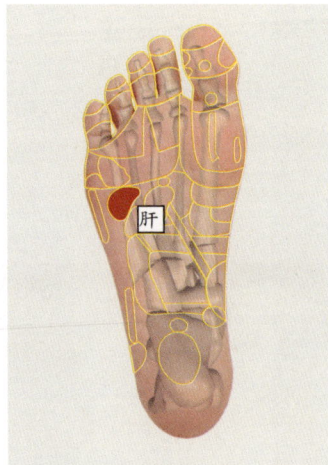

**➡ 按摩肝反射区**

采用单食指叩拳法顶压肝反射区2~5分钟。

NO.2 **足浴应急良方**

【配方】生姜、草豆蔻、紫苏叶各50克，陈皮、吴茱萸各20克

生姜50克　　草豆蔻50克　　紫苏叶50克

陈皮20克　　吴茱萸20克

【用法】将以上药物倒入锅中，加3000毫升水浸泡，半小时后用大火煮沸后再转小火煮半小时，滤除药渣，将药液倒入盆中，待温度不烫皮肤时，放入双足浸泡15分钟。

泡脚　　每次15分钟　　每日1次

# CHAPTER 05

# 颈肩腰腿易酸痛，要时常爱护

骨骼对一个人健康长寿的重要意义，绝不亚于身体上的任何一个器官。在我们的身体里，全部的骨和它们的相关结构组成了一个庞大的骨骼系统，包括200多块骨头和300多个连接骨头的关节。这个强大的骨骼系统，像身着盔甲的战士一样，保护着我们的脑、内脏及体内器官。

# 颈椎疼痛

## ——揉揉按按消肿止痛

- **病症简述：** 颈椎疼痛是增生性颈椎炎、颈椎间盘脱出以及颈椎肩关节、韧带等组织的退行性改变刺激和压迫颈神经根、脊髓、椎动脉和颈部交感神经等而出现的一系列综合征。
- **主要症状：** 头、颈、肩、臂、上胸、背疼痛或麻木、酸沉、放射性痛，头晕，无力，上肢及手的感觉明显减退，部分患者有明显的肌肉萎缩。
- **致病原因：** 颈椎病多因颈椎骨、椎间盘及其周围纤维结构损害，致使颈椎间隙变窄、关节囊松弛、平衡失调所致。

## 颈椎疼痛应急食疗方

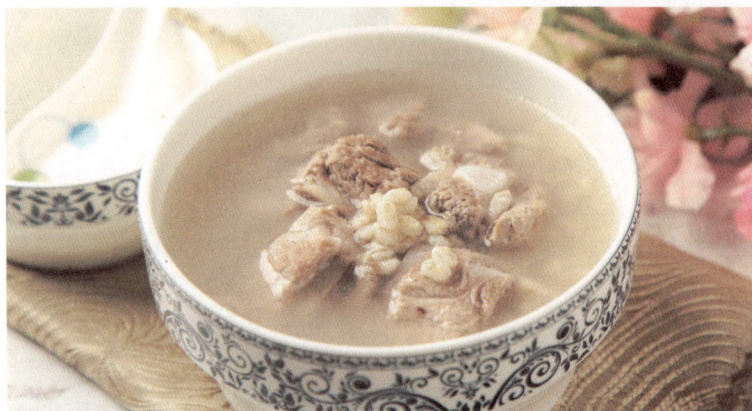

## 葛根煲猪脊骨

**葛根可以升阳解肌、除烦止温；猪骨可以补脾生津液、补中益气、养血健骨。二者配伍食用可益气养阴，舒筋活络。**

**原料** ｜ 葛根15克，猪脊骨500克，盐适量

**制作**

①葛根去皮切片，洗净；猪脊骨切段，洗净。

②余猪脊骨，去除杂质后捞出，沥干水分，待用。

③另起锅，注入适量的清水大火烧开。

④将葛根和猪脊骨放入水中烧开，转小火焖煮30分钟。

⑤放入盐调匀即可。

# 经络理疗法

**对症基础穴**　肩井　+　大椎　+　陶道　+　肩外俞

**穴位定位**
❶肩井：位于肩上，当大椎穴与肩峰端连线的中点上。
❷大椎：位于后正中线上，第七颈椎棘突下凹陷中。
❸陶道：位于背部，当后正中线上，第一胸椎棘突下凹陷中。
❹肩外俞：位于背部，当第一胸椎棘突下，旁开3寸。

## 捏揉肩井穴

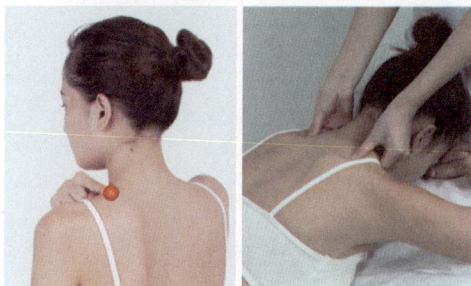

**➡操作方法**
将双手大拇指、食指、中指指腹放于肩井穴上，捏揉3分钟。

## 按揉大椎穴

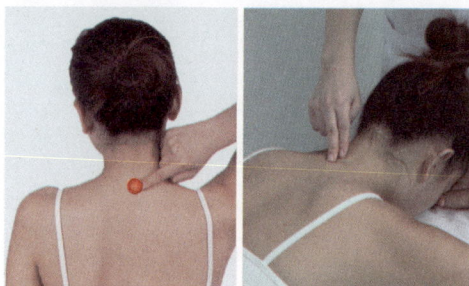

**➡操作方法**
将食指、中指指腹放于大椎穴上，中指用力按揉3~5分钟。

## 按揉陶道穴

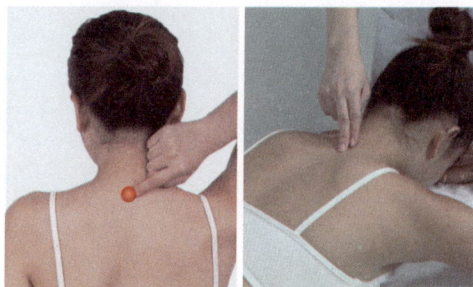

**➡操作方法**
将食指、中指指腹放于陶道穴上，中指用力按揉3~5分钟。

## 按揉肩外俞穴

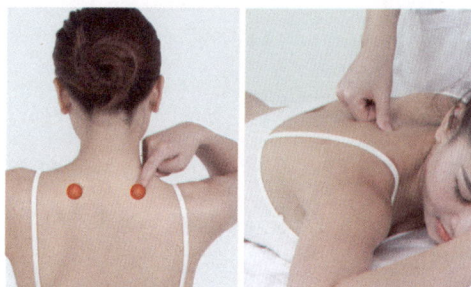

**➡操作方法**
将拇指指腹放于肩外俞穴上，拇指用力按揉3~5分钟。

# 足疗、外敷法

**NO.1** ## 足部反射区按摩法

足浴的同时，按摩以下反射区，可以更好地辅助治疗颈椎疼痛。

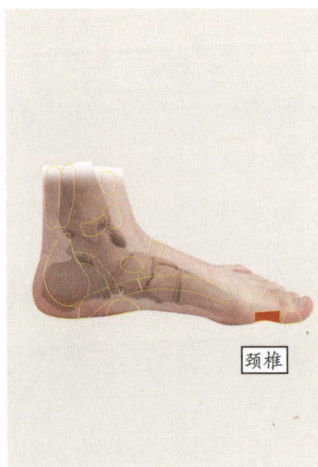

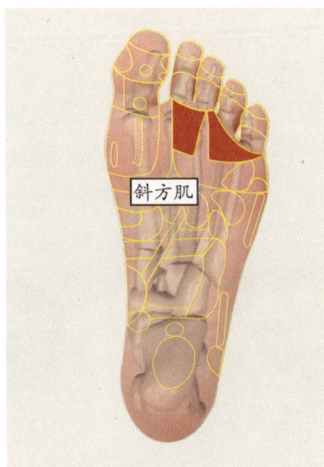

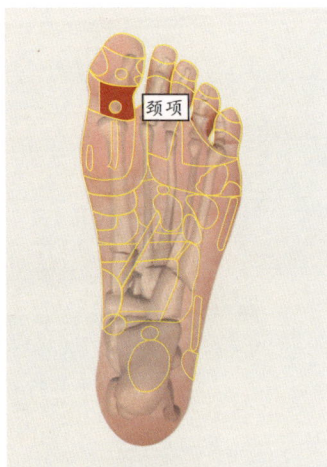

斜方肌

颈项

颈椎

**➡按摩颈椎反射区**
用掐法掐按颈椎反射区2~5分钟，以局部酸痛为宜。

**➡按摩斜方肌反射区**
用刮压法刮压斜方肌反射区2~5分钟，以局部酸痛为宜。

**➡按摩颈项反射区**
用拇指指腹按压法按压颈项反射区2~5分钟。

**NO.2** ## 外敷应急良方

**【配方】**葛根、白芍、威灵仙各30克，白芷、秦艽、当归各25克，川芎、细辛各20克，白酒适量

葛根30克　白芍30克　威灵仙30克　白芷25克

秦艽25克　当归25克　川芎20克　细辛20克

**【用法】**将以上药物打成粉末，倒入碗中，加入适量白酒，搅拌均匀，做成药膏，均匀地涂在干净的纱布上，外敷在颈椎疼痛处，再用干净的纱布包扎固定。每晚睡前外敷。

外敷　每次6~10小时　每日1次

- **病症简述：**肩关节疼痛是肩部关节囊和关节周围软组织的一种退行性、炎症性慢性疾患。
- **主要症状：**患肢肩关节疼痛，昼轻夜重，活动受限，日久肩关节肌肉可出现废用性萎缩。
- **致病原因：**40岁之后软组织易发生退行病变，对各种外力的承受能力减弱；长期过度活动、姿势不良等所产生的慢性致伤力；上肢外伤后肩部固定过久，肩周组织继发萎缩、粘连；肩部急性挫伤、牵拉伤后治疗不当等。

## 肩关节疼痛 —— 舒肩养脾揉肩井

## 肩关节疼痛应急食疗方

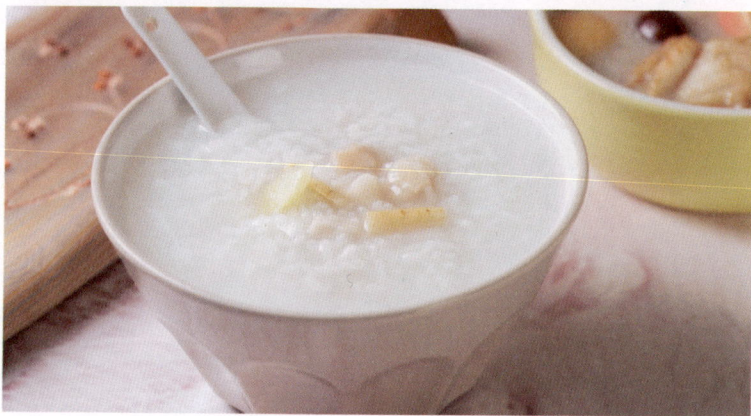

## 川乌生姜粥

川乌可以祛风除湿、温经止痛；粳米可以养阴生津、健脾胃、补中气。二者配伍可以祛散寒湿、温经止痛，适合风寒性肩周炎患者食用。

**原料** │ 制川乌1克，粳米50克，姜末少许，蜂蜜适量

**制作**

①将制川乌、粳米分别洗净。

②注入适量的清水，倒入制川乌，大火烧开。

③制川乌煮至无麻辣感时加入粳米，转小火慢熬。

④待食材熟透后加入姜末。

⑤关火后加蜂蜜，搅匀即可，趁热服用。

# 经络理疗法

**对症基础穴**　天宗　+　肩髎　+　肩贞　+　肩井

**穴位定位**

❶**天宗**：位于肩胛部，当冈下窝中央凹陷处，与第四胸椎相平。

❷**肩髎**：位于臂外侧，三角肌上，臂外展，当肩峰前下方向凹陷处。

❸**肩贞**：位于肩关节后下方，臂内收时，腋后纹头上1寸。

❹**肩井**：位于肩上，前直乳中穴，当大椎穴与肩峰端连线的中点上。

## 灸治天宗穴

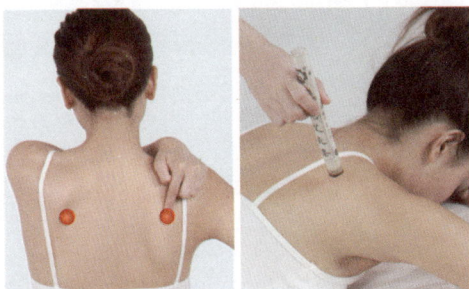

➡**操作方法**

用艾条温和灸法灸治天宗穴10～15分钟。

## 灸治肩髎穴

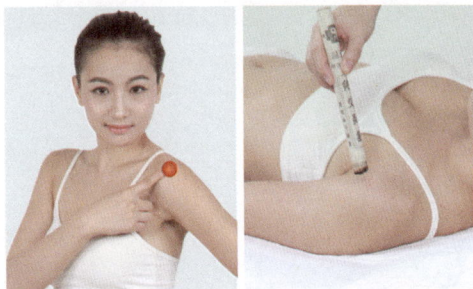

➡**操作方法**

用回旋灸法灸治肩髎穴10～15分钟。

## 灸治肩贞穴

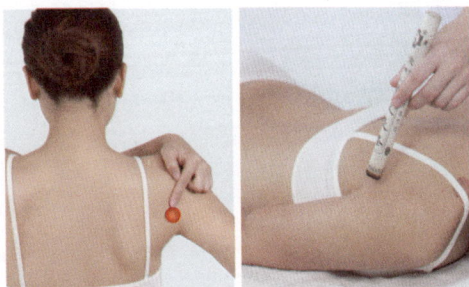

➡**操作方法**

用回旋灸法灸治肩贞穴10～15分钟。

## 灸治肩井穴

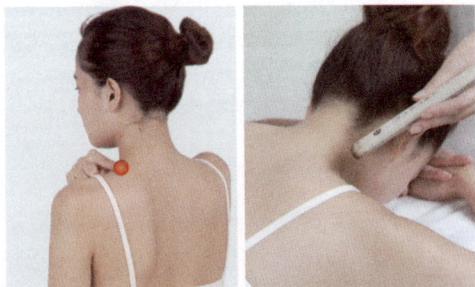

➡**操作方法**

用回旋灸法灸治肩井穴10～15分钟。

# 足疗、外敷法

## NO.1 足部反射区按摩法

足浴的同时，按摩以下反射区，可以更好地辅助治疗肩关节疼痛。

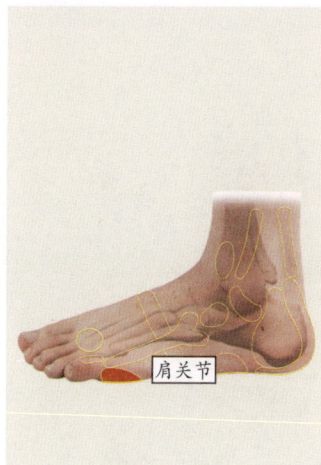

**➡按摩肩关节反射区**

用拇指指腹按压法按压肩关节反射区2~5分钟。

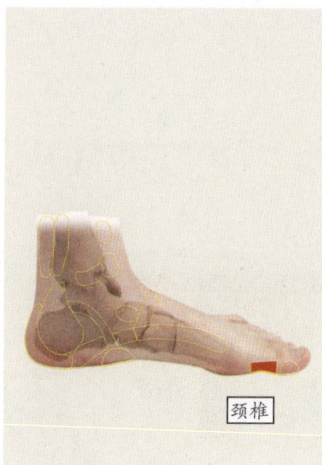

**➡按摩颈椎反射区**

用拇指指腹按压法按压颈椎反射区2~5分钟。

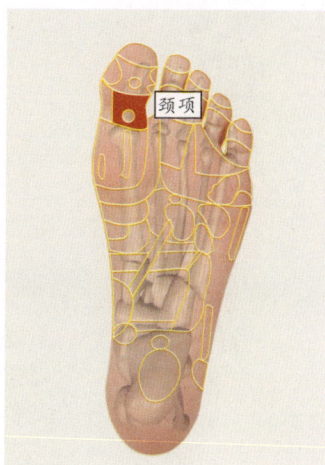

**➡按摩颈项反射区**

用拇指指腹按压法按压颈项反射区2~5分钟。

## NO.2 外敷应急良方

【配方】黄芪、当归、威灵仙、地龙、桂枝、桑枝各30克，羌活、红花各15克

黄芪30克　当归30克　威灵仙30克　地龙30克

桂枝30克　桑枝30克　羌活15克　红花15克

【用法】将以上药物磨成粉末，每次依量取用，倒入碗中，加入适量白酒，搅拌均匀，做成药膏，均匀地涂在干净的纱布上，外敷在肩关节疼痛处，再用医用胶布固定。每晚睡前外敷。

外敷　每次6~10小时　每日1次

# TOP03

## 颈部酸痛

——舒筋活血，治疗落枕有特效

- **病症简述：** 因落枕造成颈项部强痛、活动受限的一种病症。
- **主要症状：** 颈项部强直酸痛不适，不能转动自如，并向一侧歪斜，甚则疼痛牵引患侧肩背及上肢。
- **致病原因：** 睡眠姿势不当，或枕头高低不适，引起颈部气血不和，筋脉拘急而致病；也可由颈部扭伤或风寒侵袭项背，局部经气不调而致。

### 颈部酸痛应急食疗方

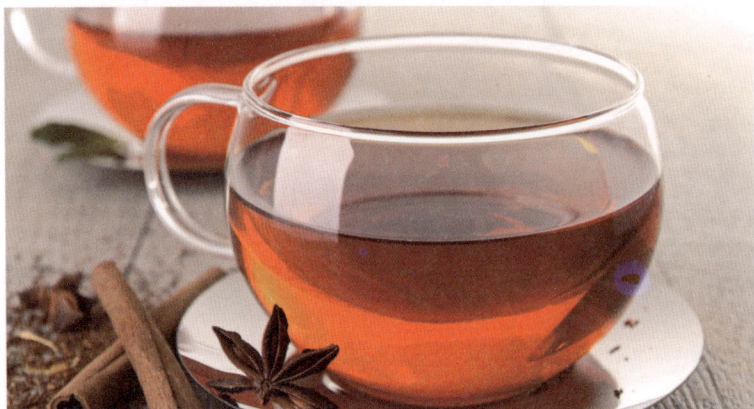

## 桂枝防风饮

此方祛风散寒、调和营卫，主治风寒袭表型颈部酸痛不适。

**原料** ｜ 桂枝、防风、威灵仙各5克，葛根、白芍各8克，炙甘草6克，生姜4片，红枣5颗

**制作**

①将上述材料洗净。

②锅中注水，煎汁饮用，每日2次。

# 经络理疗法

**对症基础穴** 风池 + 天柱 + 大椎 + 落枕

**穴位定位**
❶ **风池**：位于项部，当枕骨之下的凹陷处，与风府相平。
❷ **天柱**：位于项部大筋外缘之后发际凹陷中，当后发际正中旁开1.3寸。
❸ **大椎**：位于后正中线上，第七颈椎棘突下凹陷中。
❹ **落枕**：位于手背侧，当第二、三掌骨间，指掌关节后约0.5寸处。

## 拿捏风池穴

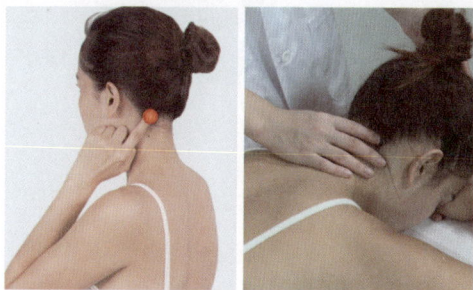

➡ **操作方法**
用拇指和食指相对成钳形拿捏风池穴30次，每秒钟1~2次。

## 捏揉天柱穴

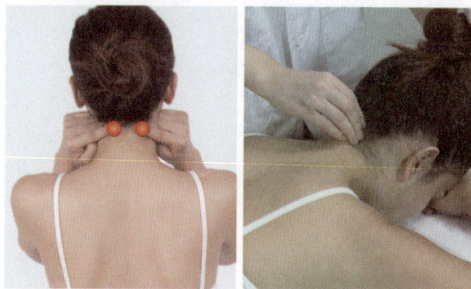

➡ **操作方法**
用大拇指、食指、中指捏揉左右天柱穴，以局部有酸胀感为宜。

## 按揉大椎穴

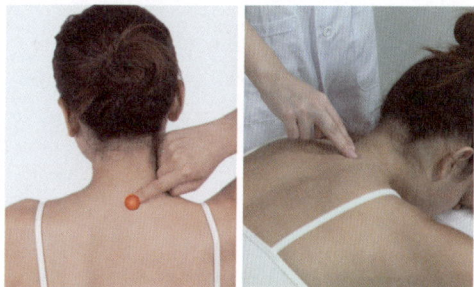

➡ **操作方法**
将中指指腹放于大椎穴上，中指用力按揉1~2分钟。

## 揉按落枕穴

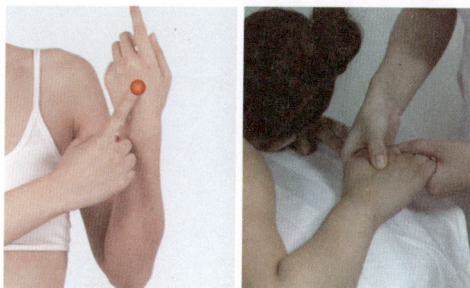

➡ **操作方法**
将大拇指放于落枕穴上揉按，以局部有酸胀感为宜。

# 足疗、外敷法

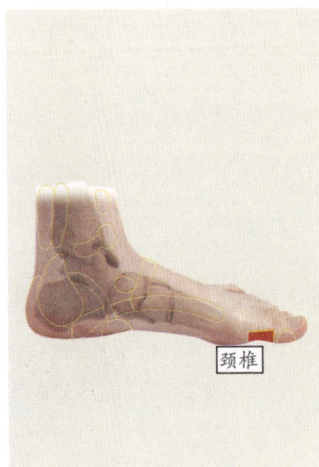

## NO.1 足部反射区按摩法

足浴的同时，按摩以下反射区，可以更好地辅助治疗颈部酸痛。

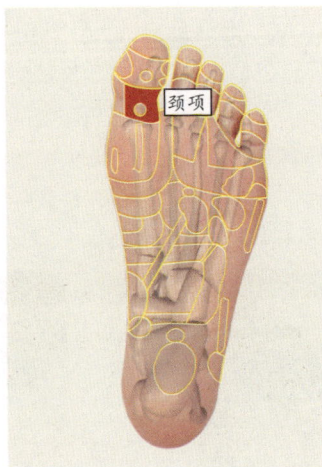

**➡按摩颈椎反射区**
用掐法掐按颈椎反射区2~5分钟，以局部酸痛为宜。

**➡按摩颈项反射区**
用掐法掐按颈项反射区2~5分钟，以局部酸痛为宜。

**➡按摩肩关节反射区**
用指按法按压肩关节反射区3分钟，有酸胀感为宜。

## NO.2 外敷应急良方

【配方】羌活、防风、地龙、红花各20克，伸筋草、桂枝各30克，白酒适量

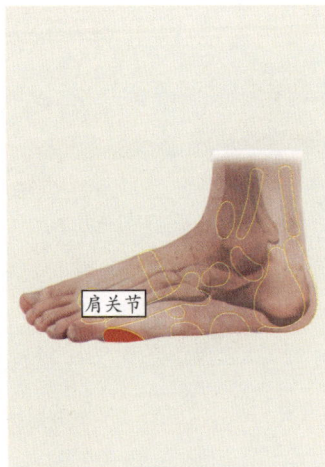

羌活20克　　防风20克　　地龙20克

伸筋草30克　桂枝30克　　红花20克

【用法】将以上药物打成粉末，倒入碗中，加入适量白酒，搅拌均匀，做成药膏，均匀地涂在干净的纱布上，依量取用，外敷在颈部疼痛处，再用医用胶布固定。每晚睡前外敷。

外敷　　每次6~10小时　　每日1~2次

- **病症简述：**小腿抽筋又称肌肉痉挛，是肌肉自发性的强直性收缩现象。
- **主要症状：**腓肠肌突然发作的强直性痛性痉挛，牵掣、痛如扭转，持续数十秒至数分钟或更久，其痛楚难以名状。
- **致病原因：**寒冷刺激、过度疲劳、睡眠姿势不好、睡眠过多、全身失盐脱水、缺钙、动脉硬化等。

## 小腿抽筋——避免抽筋找承山

## 小腿抽筋应急食疗方

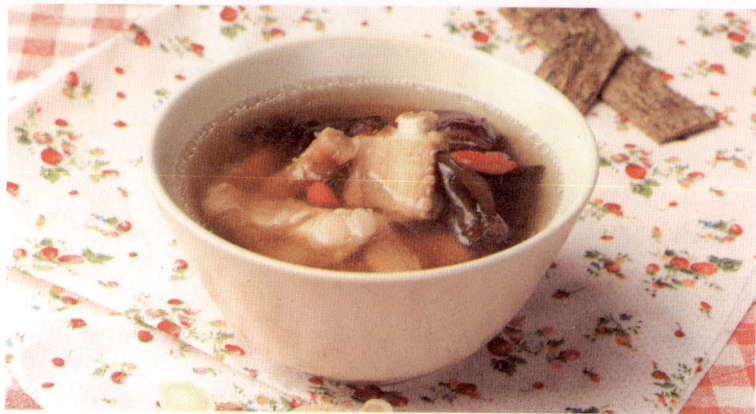

## 枸杞杜仲排骨汤

杜仲可补肝肾、强筋骨；木耳含有丰富的钙质，可强筋；排骨可以滋阴润燥、补虚养血。三者配伍食用可以补钙、强壮筋骨，改善小腿抽筋现象。

**原料** ｜ 杜仲6克，枸杞20克，木耳50克，排骨300克，盐适量

**制作**

①将杜仲、枸杞、木耳、排骨分别洗净。

②氽排骨，去除杂质后捞出，沥干水分，待用。

③另起锅，注入适量的清水大火烧开。

④放入杜仲、枸杞、木耳、排骨用大火煮沸后，转小火煮至食材熟软，加盐调味即可。

# 经络理疗法

**对症基础穴**　阳陵泉　+　足三里　+　委中　+　承山

**穴位定位**
❶阳陵泉：位于小腿外侧，当腓骨小头前下方凹陷处。
❷足三里：位于小腿前外侧，当犊鼻下3寸，距胫骨前缘一横指（中指）。
❸委中：位于腘横纹中点，当股二头肌腱与半腱肌肌腱的中间。
❹承山：位于小腿后面正中，伸直小腿时腓肠肌肌腹下出现的尖角凹陷处。

## 揉按阳陵泉穴

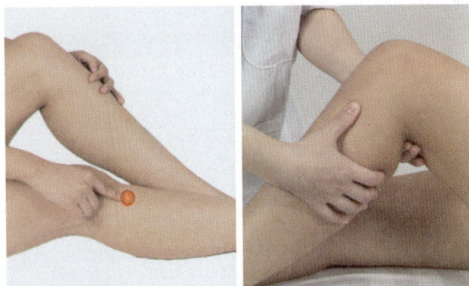

➡操作方法
将拇指放于阳陵泉穴上，由轻渐重，揉按
3~5分钟。

## 轻摩足三里穴

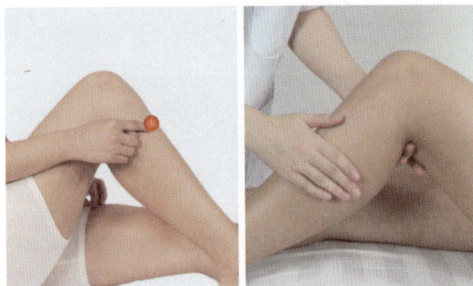

➡操作方法
搓热双手手心后，迅速覆盖在足三里穴上，
以顺时针的方向轻摩50次。

## 按揉委中穴

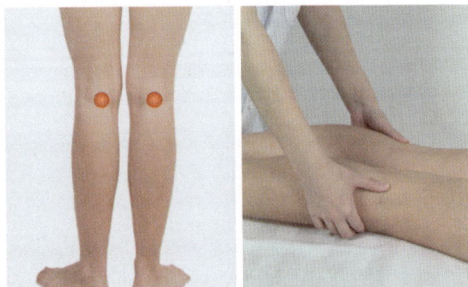

➡操作方法
将双手拇指放于两侧委中穴上，由轻渐重，
按揉60~100次。

## 压揉承山穴

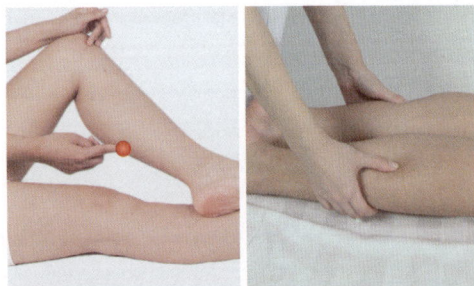

➡操作方法
双手拇指放于承山穴上压揉3分钟。

# 足浴足疗法

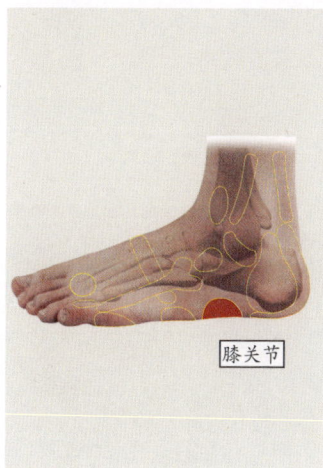

## NO.1 足部反射区按摩法

足浴的同时，按摩以下反射区，可以更好地辅助治疗小腿抽筋。

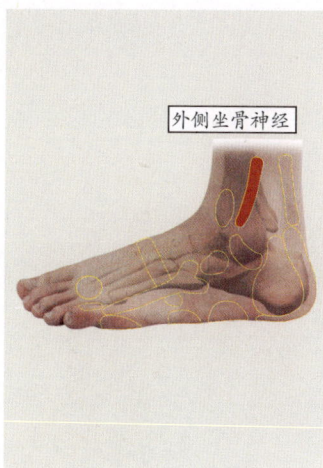

外侧坐骨神经

膝关节

外尾骨

**➡按摩膝关节反射区**
用拇指指腹按压法按压膝关节反射区2~5分钟。

**➡按摩外侧坐骨神经反射区**
用拇指指腹按压法按压外侧坐骨神经反射区2~5分钟。

**➡按摩外尾骨反射区**
用拇指指腹按压法按压外尾骨反射区2~5分钟。

## NO.2 足浴应急良方

【配方】鸡血藤、威灵仙、伸筋草各30克，桃仁、当归、川芎各20克，海桐皮、五加皮各15克

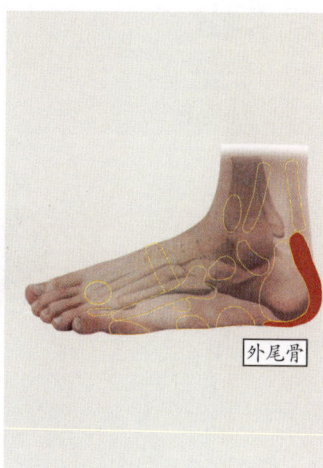

鸡血藤30克　威灵仙30克　伸筋草30克　桃仁20克

当归20克　川芎20克　海桐皮15克　五加皮15克

【用法】将以上药物倒入锅中，加3000毫升水浸泡，半小时后用大火煮沸后再转小火煮半小时，滤除药渣，将药液倒入盆中，待温度不烫皮肤时，放入双足浸泡15分钟。

泡脚　每次15分钟　每日1次

# 肌肉酸痛

## ——常按常揉活血化瘀止痛快

- **病症简述：** 因运动而引起的肌肉酸痛，对于参与运动的人而言是一个很普通的伤害经验。
- **主要症状：** 肌肉酸痛，伴随肌肉僵硬、走路不稳。
- **致病原因：** 运动过度，肌肉拉伤。

## 经络理疗法

### 按压秉风穴

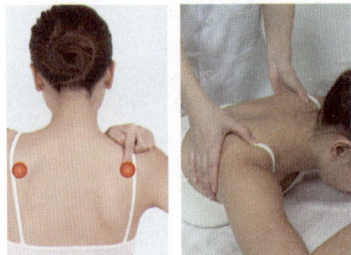

**➡操作方法**
用拇指的指腹按压秉风穴，有酸胀感，力度适中，左右各按1~3分钟。

### 点按颊车穴

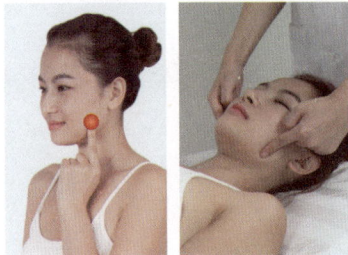

**➡操作方法**
四指握成拳头，食指可微弯曲，用食指的关节按压颊车穴，点按1~3分钟。

### 按压温溜穴

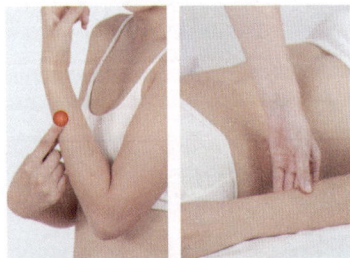

**➡操作方法**
用拇指的指腹按压温溜穴，有酸胀感，力度适中，左右各按1~3分钟。

### 按揉太白穴

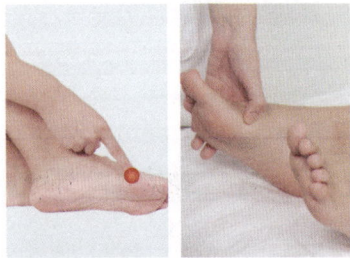

**➡操作方法**
用拇指指腹按揉太白穴，力度均匀，有酸胀感，左右各按50次。

# 治疗五官小毛病，还你清爽面容

「五官」，指的就是「耳、眉、眼、鼻、口」等五种人体器官。五官受损通常会严重影响到日常生活，对人体有很大的伤害。如五官科疾病鼻炎，当影响鼻腔的生理功能时，会出现呼吸障碍，影响其他组织和器官的功能与代谢。经常按摩刺激相关穴位可有效改善五官科小毛病。

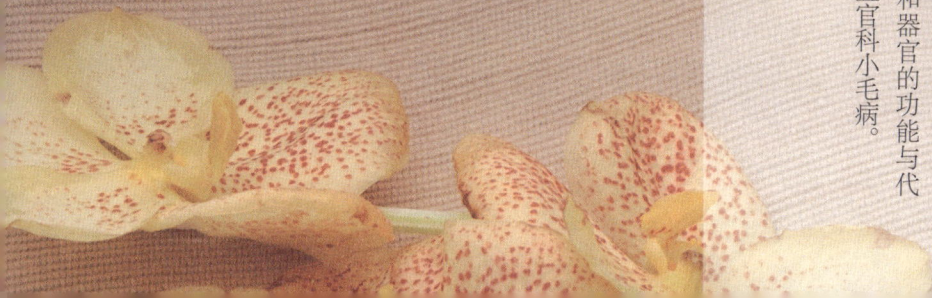

# 眼睛浮肿

## ——冬瓜绿豆粥消肿利尿快

- **病症简述：**眼睛浮肿，是指眼部周围异于平时，外形肿胀突出，有疼痛感，即便眨眼也有会疼痛。
- **主要症状：**眼圈肌肤颜色较临近部位皮肤暗或深，眼睑部位的皮肤松弛、萎缩，眼下的结缔组织发生水肿。
- **致病原因：**由于经常熬夜、睡眠不足、情绪激动，眼部过度疲劳，使静脉血管血流速度过于缓慢，导致二氧化碳及代谢废物积累过多，造成眼部色素沉着所致。眼袋的形成有诸多因素，长期睡眠不佳、睡前饮水过多等因素均可引起，而且随着年龄的增长愈加明显。

## 眼睛浮肿应急食疗方

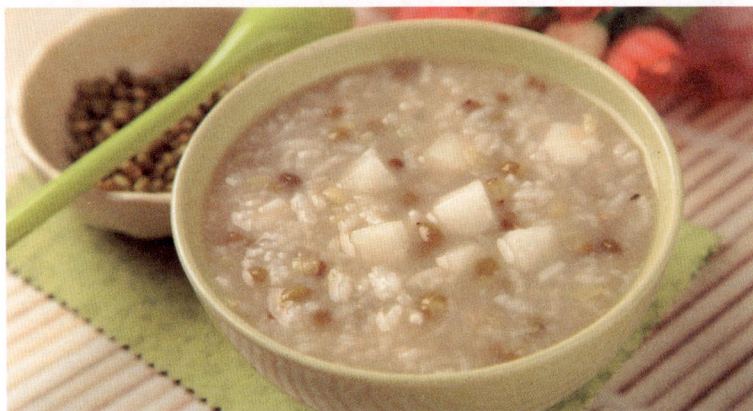

### 冬瓜绿豆粥

此粥补肝养血、清热明目、美容润肤，适合面色蜡黄、有黑眼圈、眼袋的女性食用。

**原料** | 冬瓜100克，绿豆60克，大米100克，盐适量

**制作**

①将冬瓜、绿豆、大米分别洗净，冬瓜切小块备用。

②砂锅中注入适量清水，倒入冬瓜、绿豆、大米，拌匀。

③加盖，大火煮开转小火煮30分钟至食材熟软。

④揭盖，加盐，稍微搅拌片刻使其入味即可。

# 经络理疗法

**对症基础穴**  太阳 + 四白 + 期门 + 三阴交

**穴位定位**
❶**太阳：**位于面部，当眉梢与目外眦之间，向后约一横指的凹陷处。
❷**四白：**眼眶下缘正中直下一横指处。
❸**期门：**胸部，当乳头直下，第六肋间隙，前正中线旁开4寸。
❹**三阴交：**位于小腿内侧，当足内踝尖上3寸，胫骨内侧缘后方。

### 按揉太阳穴

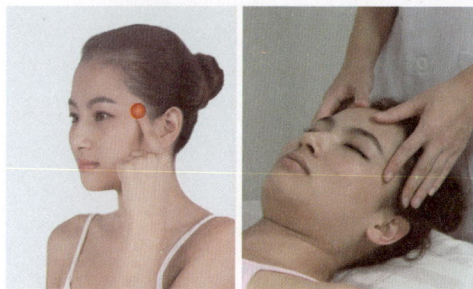

➡️**操作方法**
两手食指指尖分别放于两侧太阳穴上，顺时或逆时针按揉太阳穴30次。

### 点按四白穴

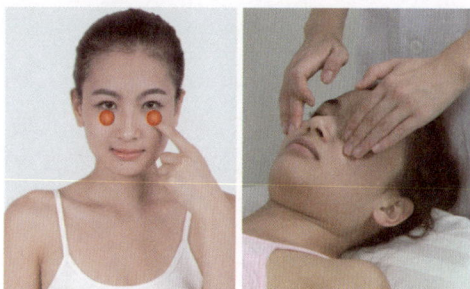

➡️**操作方法**
用中指指腹点按四白穴1~3分钟，双手同时操作。

### 按揉期门穴

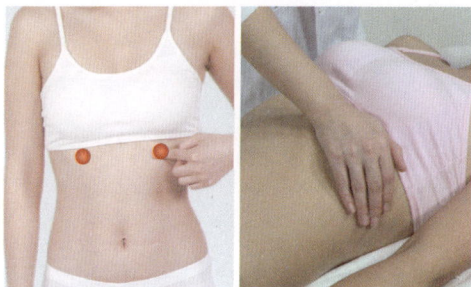

➡️**操作方法**
用手掌鱼际按揉期门穴，有胀痛的感觉，先左后右或同时进行，各按揉1~3分钟。

### 按压三阴交穴

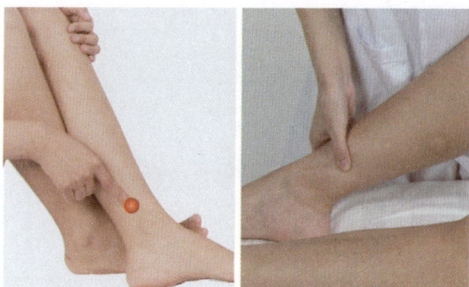

➡️**操作方法**
用拇指指尖垂直按压三阴交穴，会有强烈的酸痛感，左右各按压1~3分钟。

# 足浴足疗法

## NO.1 足部反射区按摩法

足浴的同时，按摩以下反射区，可以更好地辅助治疗眼睛浮肿。

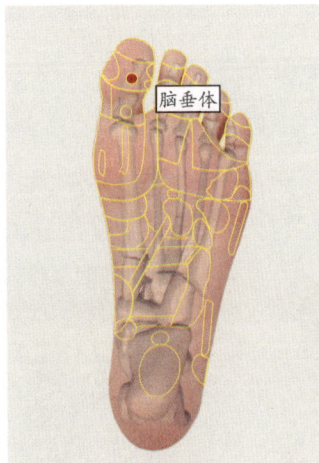

| | | |
|---|---|---|
| **➡按摩脑垂体反射区** | **➡按摩大脑反射区** | **➡按摩肾反射区** |
| 用掐法掐按脑垂体反射区2~5分钟，以局部酸痛为宜。 | 用掐法掐按大脑反射区2~5分钟，以局部酸痛为宜。 | 用掐法掐按肾反射区2~5分钟，以局部酸痛为宜。 |

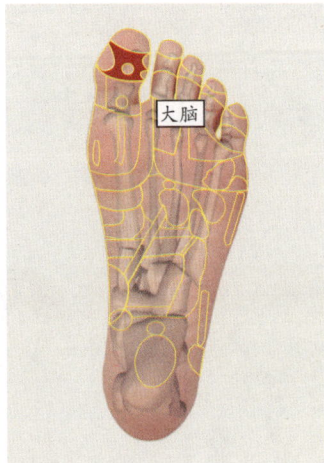

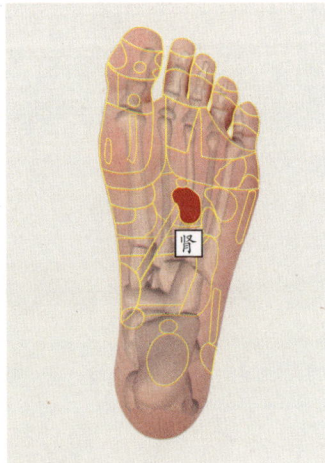

## NO.2 足浴应急良方

【配方】丹参、黄芪、三七、刺五加、夜交藤、牛膝各30克

丹参30克　黄芪30克　三七30克

刺五加30克　夜交藤30克　牛膝30克

【用法】将以上药物倒入锅中，加3000毫升水浸泡，半小时后用大火煮沸后再转小火煮半小时，滤除药渣，将药液倒入盆中，待温度不烫皮肤时，放入双足浸泡15分钟。

泡脚　每次15分钟　每日1次

- **病症简述：** 鼻出血是临床常见的症状之一，可由鼻部疾病引起，也可因全身疾病所致。
- **主要症状：** 鼻出血多为单侧，亦可从一侧鼻腔经鼻咽流向对侧。少量出血时仅鼻涕中带血，大量出血时可由两侧鼻孔同时涌出。严重失血者可出现面色苍白、血压下降等不同程度的休克状态。
- **致病原因：** 局部原因有鼻外伤、鼻腔炎症、鼻腔肿瘤、鼻中隔偏曲等；全身原因如高血压、动脉硬化、血液病、流感、伤寒、出血热、肝硬化、倒经、维生素缺乏及营养不良等。

## 鼻出血

—— 上星止血来帮忙

## 鼻出血应急食疗方

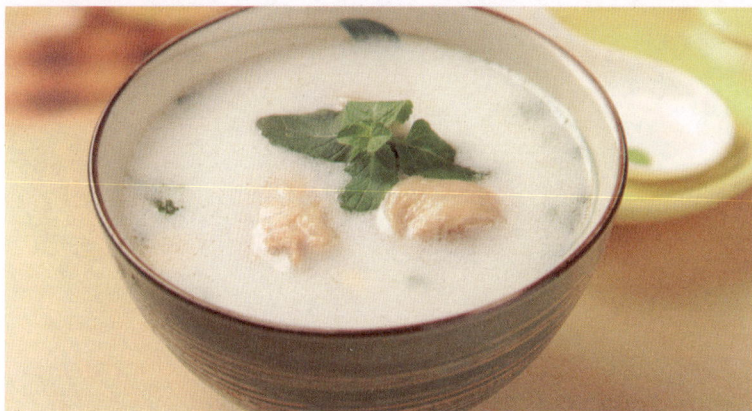

## 薄荷椰子汤

**椰子可以清暑凉血、祛风化痰；薄荷叶可以疏风散热、辟秽解毒。二者配伍可以醒脑清神，适用于暴晒后面赤脑涨、鼻出血者。**

**原料** 椰子500克，薄荷叶8片，白糖适量

**制 作**
①将椰子洗净、切块；薄荷叶洗净备用。
②锅中注入适量清水，倒入椰子。
③盖上盖子，用大火煮开后，转小火煮20分钟。
④揭盖，倒入薄荷叶，续煮5分钟。
⑤加入白糖，稍微搅拌即可。

# 经络理疗法

**对症基础穴** 迎香 + 巨髎 + 上星 + 神庭

**穴位定位**
❶**迎香：** 位于鼻翼外缘中点旁，当鼻唇沟中间。
❷**巨髎：** 位于面部，瞳孔直下，平鼻翼下缘处，当鼻唇沟外侧。
❸**上星：** 位于头部，当前发际正中直上1寸。
❹**神庭：** 位于头正中线上，入前发际0.5寸处。

## 揉按迎香穴

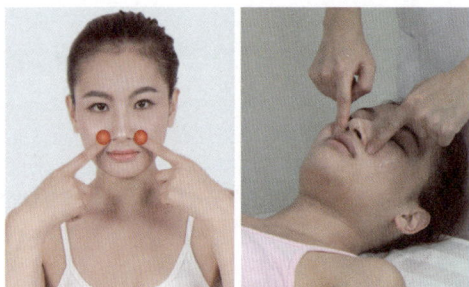

➡**操作方法**
将双手食指放于鼻翼两侧的迎香穴上，揉按5分钟。

## 揉按巨髎穴

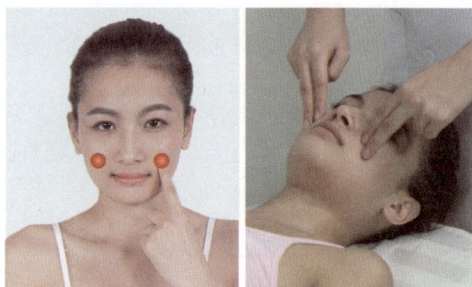

➡**操作方法**
将双手食指、中指紧并，放于两侧巨髎穴上，揉按5分钟。

## 按揉上星穴

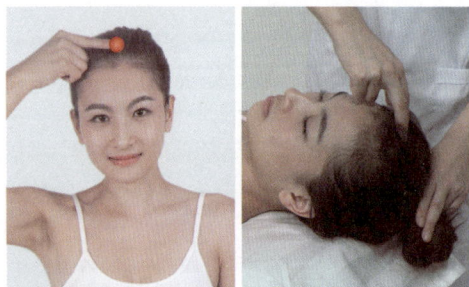

➡**操作方法**
食指、中指紧并，放于上星穴，按揉3分钟，以局部有酸胀感为宜。

## 按揉神庭穴

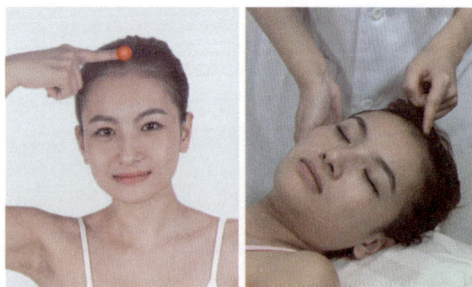

➡**操作方法**
用食指指腹按揉神庭穴3分钟，以局部有酸胀感为宜。

# 足浴足疗法

**NO.1** 足部反射区按摩法

足浴的同时，按摩以下反射区，可以更好地辅助治疗鼻出血。

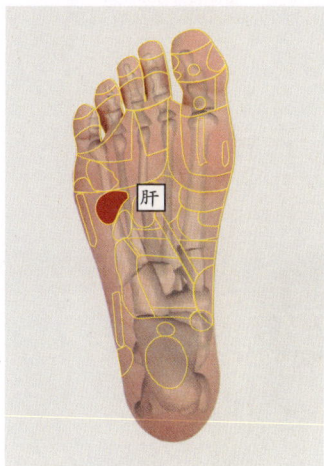

肝

胆囊

胰腺

➡按摩肝反射区

用刮压法刮压肝反射区2~5
分钟，以局部酸痛为宜。

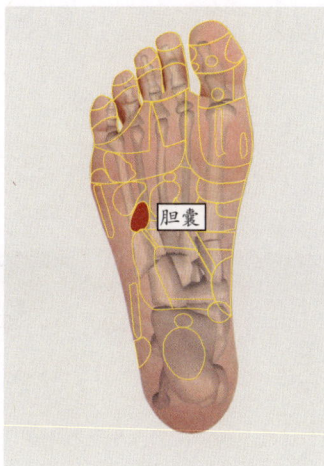

➡按摩胆囊反射区

用刮压法刮压胆囊反射区
2~5分钟，以局部酸痛为宜。

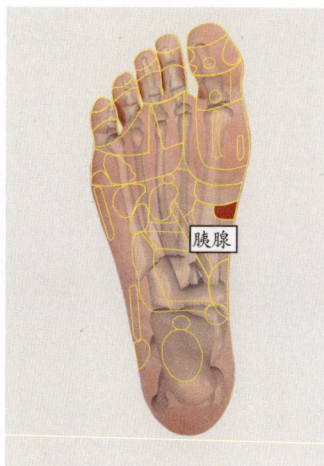

➡按摩胰腺反射区

用拇指指腹按压法按压胰腺反
射区2~5分钟。

**NO.2** 足浴应急良方

【配方】制大黄10克，槐花、田七、菊花、丹皮各25克，生甘草15克

制大黄10克

槐花25克

田七25克

丹皮25克

生甘草15克

菊花25克

【用法】将上述药物加水2500毫升进
行煎煮，待其沸腾后再煮20分钟，随
即倒入盆内，温水浸泡双足。

泡脚　每次10~15分钟　每日1~2次

# 鼻炎

## ——迎香一按除麻烦

- **病症简述：** 鼻炎是指鼻腔黏膜的炎性病变，分为急性、慢性和过敏性鼻炎三种。
- **主要症状：** 急性鼻炎以鼻塞、流涕、喷嚏、嗅觉减退为主要症状，常感周身不适。慢性鼻炎表现为间歇性或交替性鼻塞，昼轻夜重，多涕，常为黏液性，间或伴有少量黏脓性涕。过敏性鼻炎呈发作性鼻痒、流清涕、打喷嚏，可有其他变态反应性疾病病史。
- **致病原因：** 病毒感染是首要原因，遗传因素、鼻黏膜易感性、吸入物异常等都是致病因素。

## 鼻炎应急方

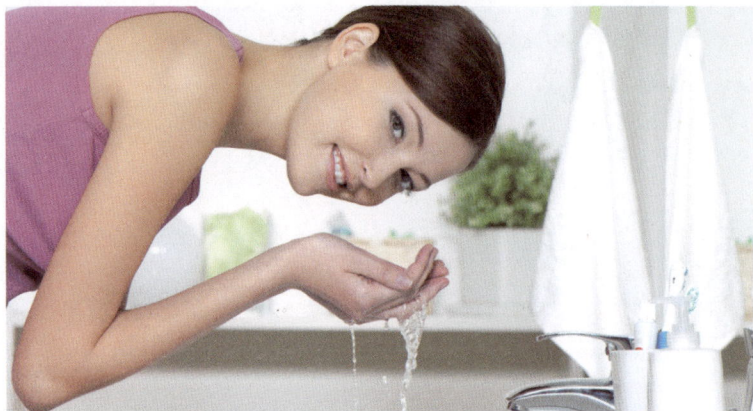

## 盐水洗鼻法

**经常用盐水洗鼻可杀菌消炎，改善鼻腔环境，对鼻炎有辅助疗效。**

**材料** │ 无碘盐5克，洗鼻器1个

**操作**

①将食盐加入500毫升温开水中调匀，即成生理盐水。

②通过洗鼻器，将生理盐水送入鼻孔，流经鼻前庭（露在头部外面的部分）、鼻窦、鼻道绕经鼻咽部，或从一侧鼻孔排出，或从口部排出，每日可清洗1~2次。

# 经络理疗法

**对症基础穴**  迎香 + 印堂 + 中府 + 尺泽

**穴位定位**
❶迎香：位于鼻翼外缘中点旁，当鼻唇沟中间。
❷印堂：位于额部，当两眉头之中间。
❸中府：位于胸前壁的外上方，云门下1寸，距前正中线6寸。
❹尺泽：位于肘横纹上，肱二头肌腱桡侧。

## 点按迎香穴

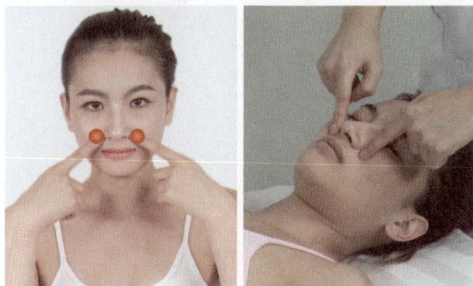

➡操作方法
轻轻点按迎香穴，以顺时针方向做回旋动作各1分钟。

## 挟提印堂穴

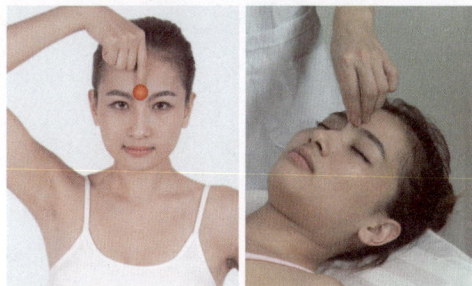

➡操作方法
用拇指和食、中两指相对，挟提印堂穴，双手交替捻动，向前推进50次。

## 按压中府穴

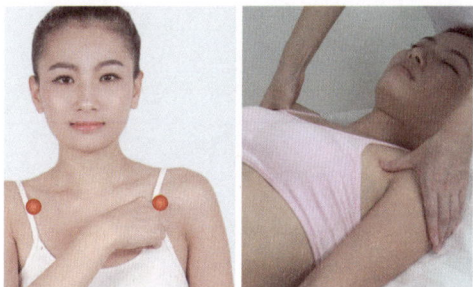

➡操作方法
用拇指在中府穴上用力向下按压，持续一段时间，再慢慢放松，按压1分钟。

## 揉按尺泽穴

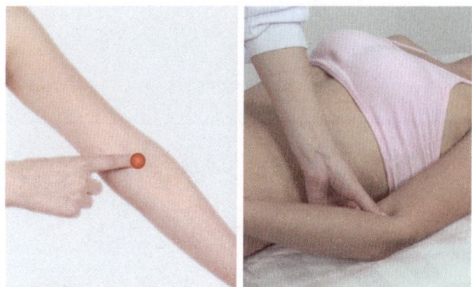

➡操作方法
用拇指的指腹揉按尺泽穴1~3分钟，先左后右，以潮红发热为度。

# 足浴足疗法

## NO.1  足部反射区按摩法

足浴的同时，按摩以下反射区，可以更好地辅助治疗鼻炎。

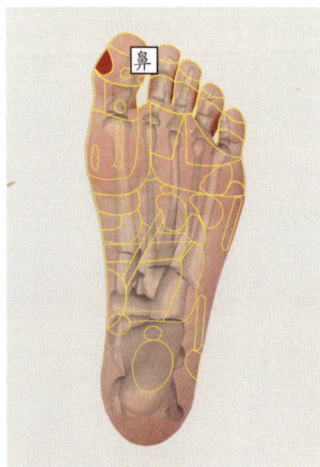

**➡按摩鼻反射区**
用刮压法刮压鼻反射区2~5分钟，以局部酸痛为宜。

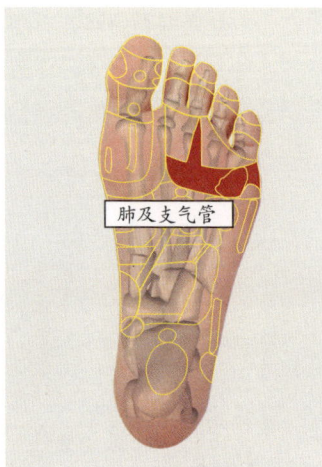

**➡按摩肺及支气管反射区**
用刮压法刮压肺及支气管反射区2~5分钟。

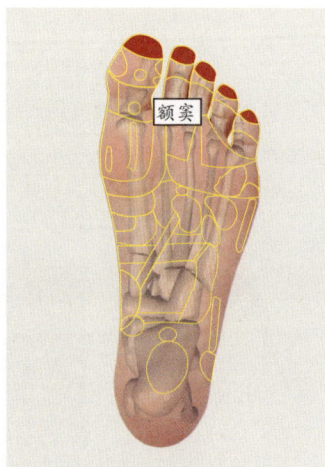

**➡按摩额窦反射区**
用掐法掐按额窦反射区2~5分钟，以局部酸痛为宜。

## NO.2  足浴应急良方

【配方】荆芥、防风、菊花、蔓荆子各30克，金银花、苍耳子各45克，桑白皮、僵蚕、桔梗、钩藤各15克

| 荆芥30克 | 防风30克 | 菊花30克 | 蔓荆子30克 |
| 金银花45克 | 桑白皮15克 | 桔梗15克 | 钩藤15克 |

【用法】将以上药物倒入锅中，加3000毫升水浸泡，半小时后用大火煮沸后再转小火煮半小时，滤除药渣，将药液倒入盆中，待温度不烫皮肤时，放入双足浸泡15分钟。

泡脚　　每次15分钟　　每日1次

- **病症简述：** 牙龈肿痛是指牙龈因各种原因引起的疼痛，为口腔疾患中常见的症状之一。
- **主要症状：** 牙齿因冷、热、酸、甜等刺激而发作或加重，可伴有牙龈红肿、牙龈出血、牙齿松动、咀嚼困难或有龋齿存在。
- **致病原因：** 大多由牙龈炎和牙周炎、龋齿或折裂牙而导致牙髓感染所引起的，主要是由于不注意口腔卫生，牙龈受到牙齿周围食物残渣、细菌等物结成的软质牙垢和硬质牙石所致的长期刺激，以及不正确的刷牙习惯、维生素缺乏等原因所造成。

## 牙龈肿痛应急食疗方

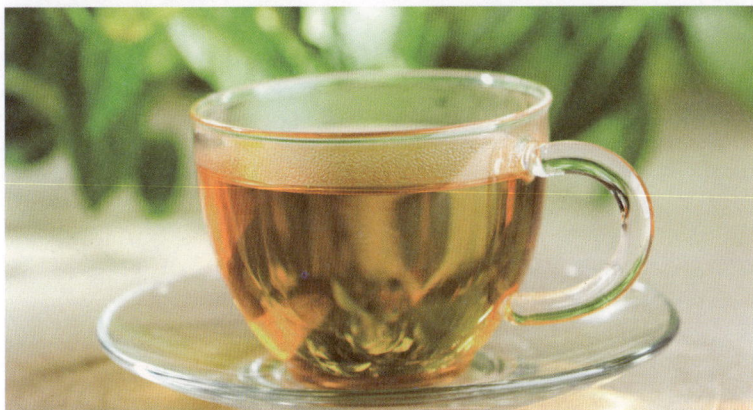

## 竹叶茅根茶

**竹叶可以解热、抑菌；白茅根可以凉血止血、清热利尿。二者配伍可以清热解毒，有助于缓解牙痛、口糜舌疮及口腔溃疡等。**

**原料** ｜ 鲜竹叶、白茅根各15克

**制作**

①将鲜竹叶、白茅根分别洗净。

②锅中注入适量清水，倒入鲜竹叶、白茅根。

③加盖，大火煮开转小火煮20分钟至药材析出有效成分。

④滤渣取汁即可。

牙龈肿痛——牙龈肿痛找颊车

# 经络理疗法

**对症基础穴**  下关 + 颊车 + 风池 + 阳溪

**穴位定位**
❶**下关**：位于面部耳前方，当颧弓与下颌切迹所形成的凹陷中。
❷**颊车**：位于面颊部，下颌角前上方约1横指，当咀嚼时咬肌隆起处。
❸**风池**：位于项部，当枕骨之下的凹陷处。
❹**阳溪**：腕背横纹桡侧，当拇短伸肌腱与拇长伸肌腱之间的凹陷中。

## 按揉下关穴

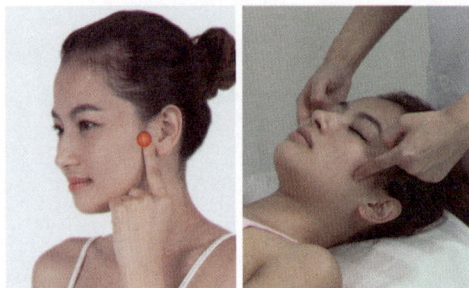

➡**操作方法**
将双手食指指腹放于下关穴，适当用力按揉1分钟。

## 按压颊车穴

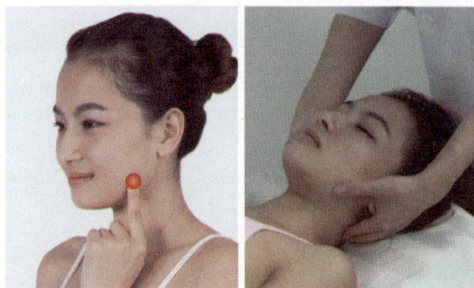

➡**操作方法**
将双手拇指指腹放于颊车穴，适当用力，由轻渐重按压1分钟。

## 按揉风池穴

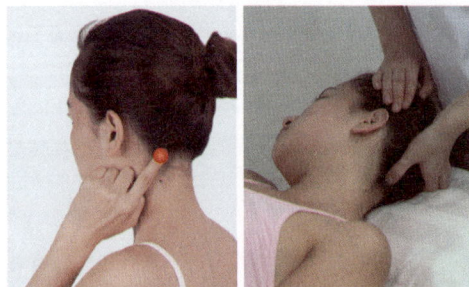

➡**操作方法**
将双手拇指指腹放在风池穴，适当用力按揉1分钟。

## 揉按阳溪穴

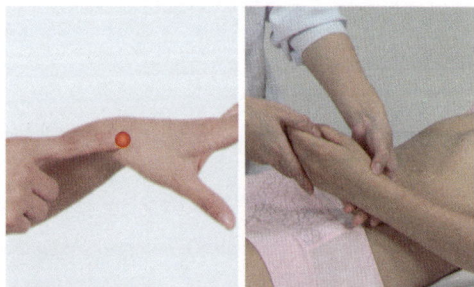

➡**操作方法**
将拇指指腹放在阳溪穴，适当用力揉按1分钟。

# 足浴足疗法

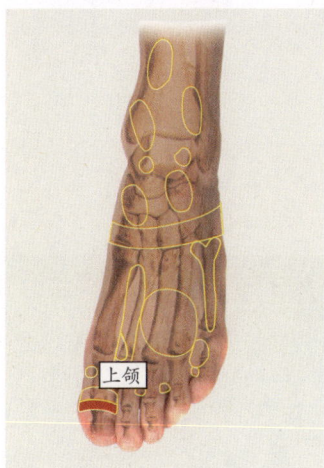

## NO.1 足部反射区按摩法

足浴的同时，按摩以下反射区，可以更好地辅助治疗牙龈肿痛。

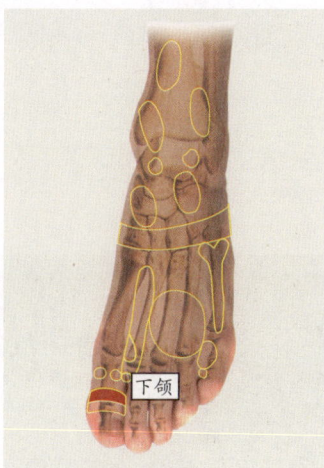

➡ **按摩上颌反射区**
用掐法掐按上颌反射区2~5
分钟，以局部酸痛为宜。

➡ **按摩下颌反射区**
用掐法掐按下颌反射区2~5
分钟，以局部酸痛为宜。

➡ **按摩三叉神经反射区**
用掐法掐按三叉神经反射区
2~5分钟，以局部酸痛为宜。

## NO.2 足浴应急良方

【配方】石膏、荆芥、生地、防风各30克，细辛15克

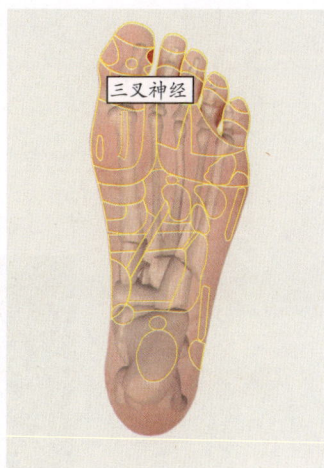

石膏30克　　荆芥30克　　生地30克

防风30克　　细辛15克

【用法】将以上药物倒入锅中，加
3000毫升水浸泡，半小时后用大火煮
沸后再转小火煮半小时，滤除药渣，
将药液倒入盆中，待温度不烫皮肤
时，放入双足浸泡15分钟。

泡脚　　每次15分钟　　每日1次

# 急性扁桃体炎

## ——甘蔗冬瓜汁生津、利咽、缓不适

- **病症简述：** 急性扁桃体炎是腭扁桃体的一种非特异性急性炎症，常伴有轻重程度不等的咽黏膜的急性炎症。
- **主要症状：** 咽痛、呼吸困难、软腭运动障碍、炎症向邻近器官蔓延，可伴有头痛、食欲降低、全身乏力、便秘、腰背及四肢疼痛等症状。
- **致病原因：** 细菌、病毒为乙型溶血性链球菌；邻近器官的急性炎症如急性咽炎、鼻炎、口腔炎等蔓延而累及腭扁桃体；受凉、过度劳累、烟酒过度、有害气体刺激均可致病。

## 急性扁桃体炎应急食疗方

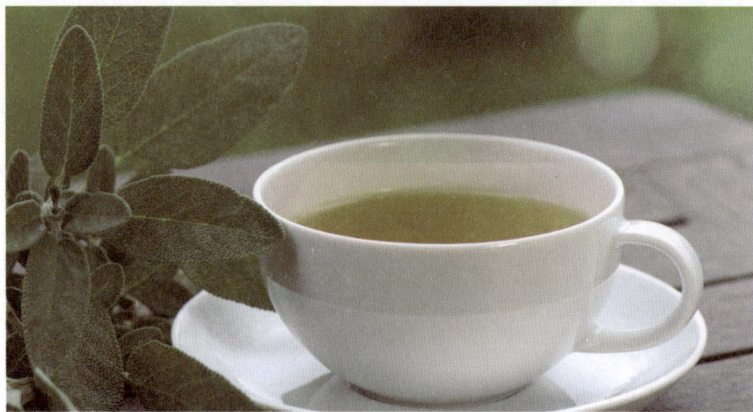

### 甘蔗冬瓜汁

冬瓜可以清热解毒、利咽泻火；甘蔗可以生津润燥、解热止渴。二者配伍饮用可以益气补脾，缓解口干舌燥、肺燥咳嗽及扁桃体炎引起的不适。

**原料** | 冬瓜100克，甘蔗1根，白糖适量

**制作**

①将冬瓜、甘蔗削皮洗净，切成小块备用。

②将冬瓜、甘蔗分别榨成汁。

③将冬瓜汁和甘蔗汁混合，兑适量纯净水。

④加适量白糖调匀即可。

# 经络理疗法

| | |
|---|---|
| **对症基础穴** | 人迎 ＋ 天突 ＋ 曲池 ＋ 孔最 |

**穴位定位**

❶ **人迎**：位于颈部，喉结旁，当胸锁乳突肌的前缘，颈总动脉搏动处。

❷ **天突**：位于颈部，前正中线上，胸骨上窝中央。

❸ **曲池**：位于肘横纹外侧端，屈肘时当尺泽与肱骨外上髁连线中点。

❹ **孔最**：位于前臂掌面桡侧，尺泽穴与太渊穴连线上，腕横纹上7寸处。

## 揉按人迎穴

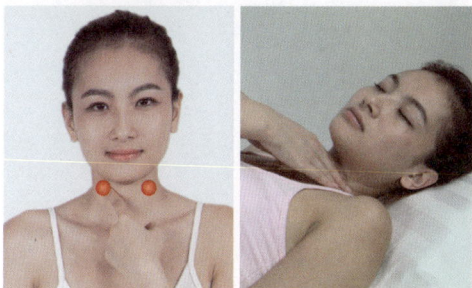

➡ **操作方法**

用四指的指腹在人迎穴揉按100～200次，力度适中，至潮红发热。

## 刮拭天突穴

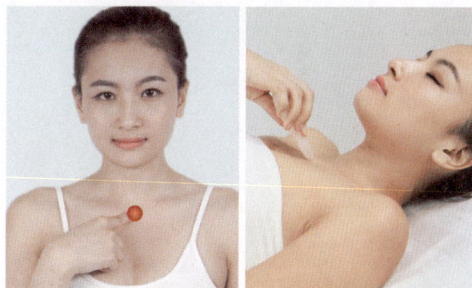

➡ **操作方法**

用角刮法刮拭天突穴1～2分钟，力度适中，以潮红出痧为度。

## 刮拭曲池穴

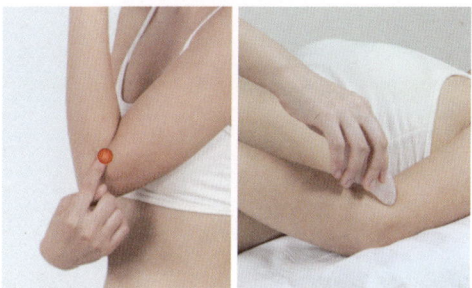

➡ **操作方法**

用角刮法刮拭曲池穴10～15遍，力度适中，以出痧为度。

## 刮拭孔最穴

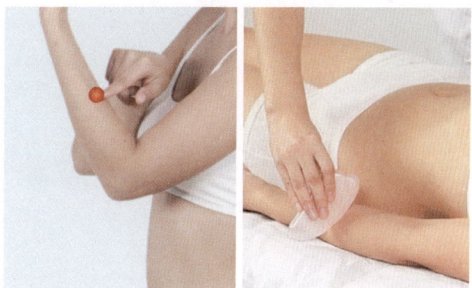

➡ **操作方法**

用面刮法刮拭孔最穴10～15遍，力度适中，以出痧为度。

# 足浴足疗法

NO.1 **足部反射区按摩法**

足浴的同时，按摩以下反射区，可以更好地辅助治疗急性扁桃体炎。

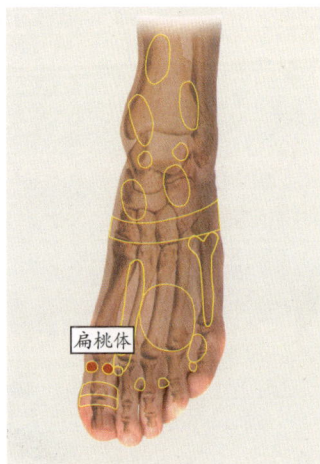

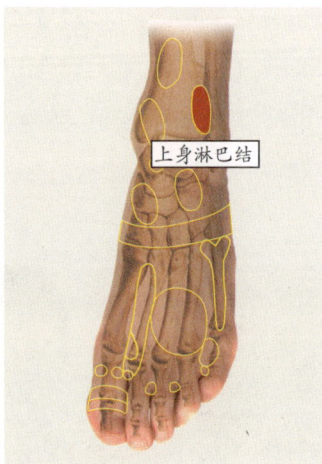

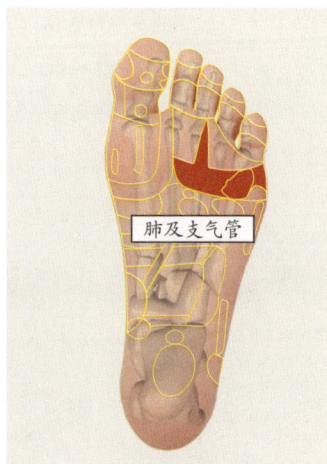

上身淋巴结

扁桃体

肺及气管

**➡按摩扁桃体反射区**

用掐法掐按扁桃体反射区2~5分钟，以局部酸痛为宜。

**➡按摩上身淋巴结反射区**

采用拇指指腹推压法推压上身淋巴结反射区2~5分钟。

**➡按摩肺及气管反射区**

用刮压法刮压肺及气管反射区2~5分钟。

NO.2 **足浴应急良方**

【配方】玫瑰花、薄荷、菊花、黄芩、陈皮各20克，藏青果15克，木蝴蝶3克

玫瑰花20克　薄荷20克　菊花20克　黄芩20克

陈皮20克　藏青果15克　木蝴蝶3克

【用法】将上述药物入锅加水煎煮20分钟去渣取汁，然后加入2500毫升温开水，浸泡双足30分钟。

泡脚　每次30分钟　每日1次

# 口腔异味

## ——山楂汤清热又降火

- **病症简述：** 晚上睡觉后口腔内封闭，空气不流通，又有很多分泌物，所以，经过一宿，很多细菌滋生，口腔内容易产生异味。

- **主要症状：** 口腔中有异味，多呈烂苹果味、臭鸡蛋味、臭肉味、鱼腥味、氨味等。

- **致病原因：** 口腔疾病得不到有效治疗常常会造成口腔异味；胃肠道疾病，如消化性溃疡、慢性胃炎、功能性消化不良等，都可能伴有口腔异味；吸烟、饮酒、喝咖啡以及及经常吃葱、蒜、韭菜等辛辣刺激食品。

## 口腔异味应急食疗方

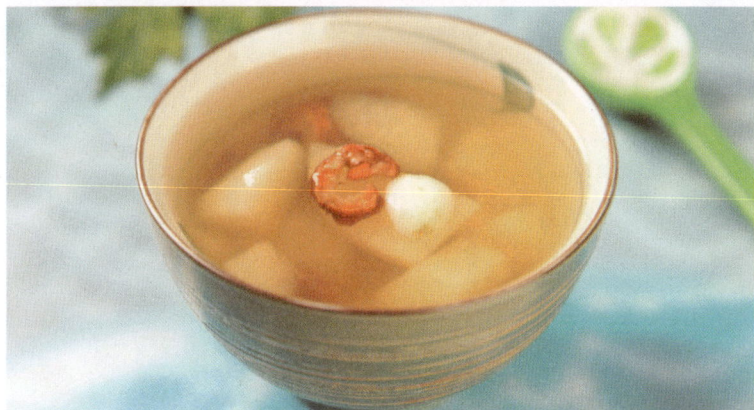

## 雪梨山楂汤

**雪梨可以润肺清痰、滋润喉咙；山楂可以消食化积、理气散瘀、杀菌。二者配伍食用可以消炎杀菌，治疗口腔异味。**

**原料** ｜ 雪梨1个，山楂10克，白糖适量

**制作**

①将雪梨和山楂分别洗净，雪梨去皮切小块。

②锅中注入适量的清水大火烧开，放入雪梨和山楂。

③盖上盖子，用大火煮沸后，转小火煮15分钟。

④加入适量白糖，稍微搅拌，即可装杯饮用。

# 经络理疗法

**对症基础穴** 尺泽 + 合谷 + 足三里 + 涌泉

**穴位定位**
❶**尺泽：**位于肘横纹中，肱二头肌腱桡侧凹陷处。
❷**合谷：**位于手背，第一、二掌骨间，当第二掌骨桡侧的中点处。
❸**足三里：**位于小腿前外侧，当犊鼻下3寸，距胫骨前缘一横指（中指）。
❹**涌泉：**位于足心，约当足底（去趾）前1/3与后2/3交点处。

## 揉按尺泽穴

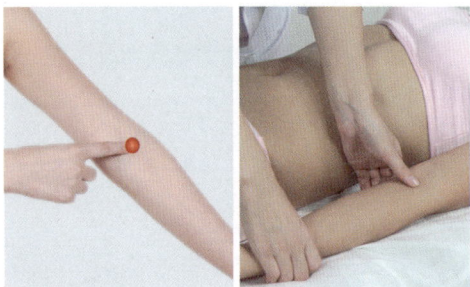

➡**操作方法**
用拇指指腹揉按尺泽穴1～3分钟，以局部有酸麻胀痛感为佳。

## 揉按合谷穴

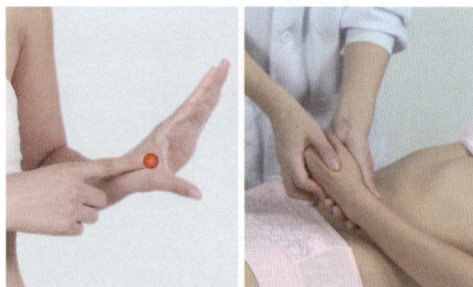

➡**操作方法**
用拇指的指腹以顺时针的方向揉按双侧的合谷穴1～3分钟。

## 揉按足三里穴

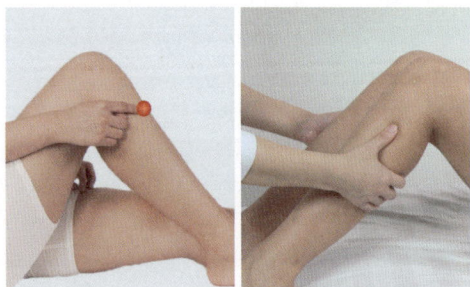

➡**操作方法**
用拇指指腹揉按足三里穴1～3分钟，以局部有酸麻胀痛感为佳。

## 揉按涌泉穴

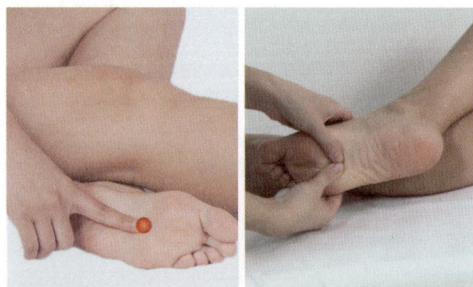

➡**操作方法**
用拇指指腹揉按涌泉穴1～3分钟，以局部有酸麻胀痛感为佳。

# 足浴足疗法

## NO.1 足部反射区按摩法

足浴的同时，按摩以下反射区，可以更好地辅助治疗口腔异味。

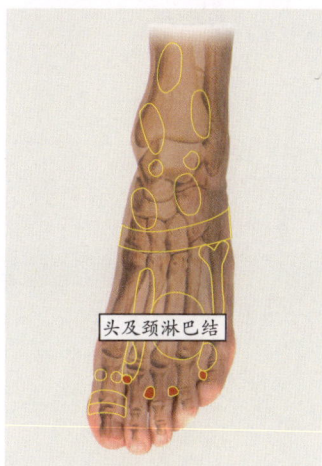

➡按摩头及颈淋巴结反射区
用掐法掐按头及颈淋巴结反射区2~5分钟。

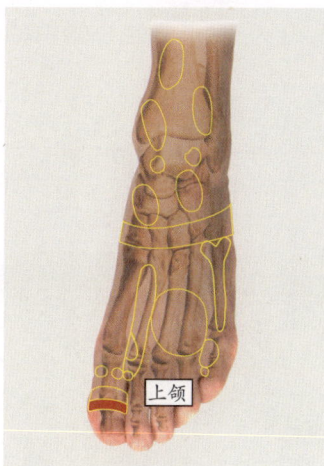

➡按摩上颌反射区
用掐法掐按上颌反射区2~5分钟，以局部酸痛为宜。

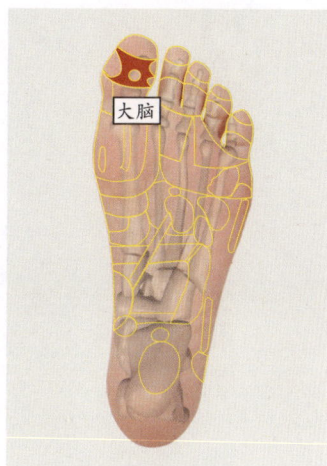

➡按摩大脑反射区
用掐法掐按大脑反射区2~5分钟，以局部酸痛为宜。

## NO.2 足浴应急良方

【配方】附子6克，僵蚕、蝉蜕、白芷、炒地龙各15克，全蝎、防风、川芎各10克，钩藤、白芍各20克，黄芪30克

附子6克　白芷15克　炒地龙15克　全蝎10克

防风10克　川芎10克　钩藤20克　黄芪30克

【用法】将上述药物入锅加水煎煮20分钟去渣取汁，然后加入2500毫升温开水，浸泡双足。

泡脚　每次15~30分钟　每日1次

# 咽喉肿痛

## ——雪梨润肺、止咳、消肿痛

- **病症简述：** 咽喉肿痛是一种最常见的病症，多发于一年中的寒冷季节，感冒、扁桃体炎、鼻窦炎、百日咳、咽喉炎以及病毒感染甚至心肌梗死均可引起咽喉肿痛。

- **主要症状：** 发病较急，以咽喉红肿疼痛、吞咽不适为主症，多伴有发热、出汗、头痛、咳嗽有痰、小便黄等症状。

- **致病原因：** 任何刺激咽喉及口腔黏膜的物质都可能引起咽喉痛，牙齿或牙龈感染有时也会累及咽喉，慢性咳嗽、极干燥的环境、胃食管反流及说话声音过大同样会刺激咽喉。

### 咽喉肿痛应急食疗方

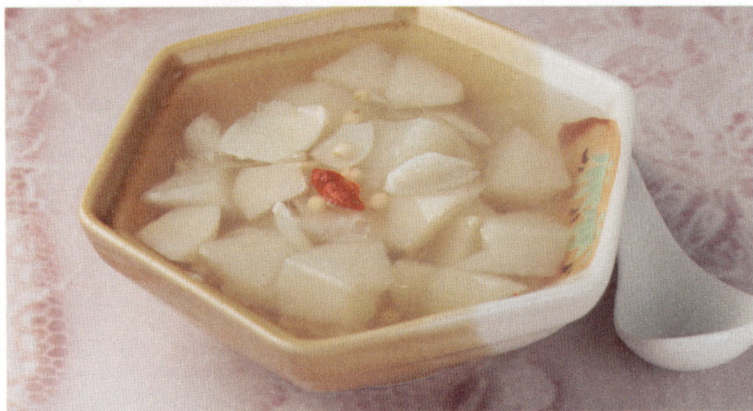

### 雪梨川贝饮

雪梨可以润肺养胃，化痰止咳；冰糖润肺生津，止咳化痰；川贝滋阴润肺、止咳。三者配伍食用可以养肺润痰，缓解咽喉肿痛不适。

**原料** | 雪梨1个，川贝末3克，百合15克，冰糖15克

**制作**

①把雪梨洗净削皮，用刀切成小块。

②把切好的梨块、川贝、百合、冰糖都放到锅里，加入水没过梨块，盖上锅盖。

③用大火烧开后，改小火慢熬，保持锅里微沸状态，煮10分钟即可。

# 经络理疗法

| | |
|---|---|
| **对症基础穴** | 下关 + 天突 + 列缺 + 合谷 |
| **穴位定位** | ❶**下关**：位于面部耳前方，当颧弓与下颌切迹所形成的凹陷中。<br>❷**天突**：位于颈部，前正中线上，胸骨上窝中央。<br>❸**列缺**：位于前臂桡侧缘，桡骨茎突上方，腕横纹上1.5寸。<br>❹**合谷**：位于手背，第一、二掌骨间，当第二掌骨桡侧的中点处。 |

## 揉按下关穴

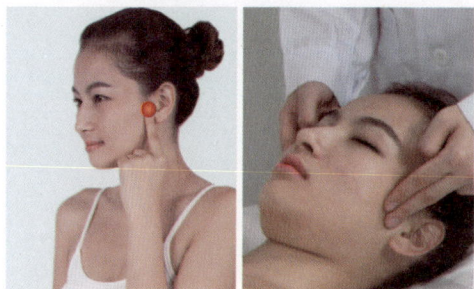

➡**操作方法**

用指腹揉按下关穴，以顺时针的方向做回旋动作1分钟，用力宜重。

## 按擦天突穴

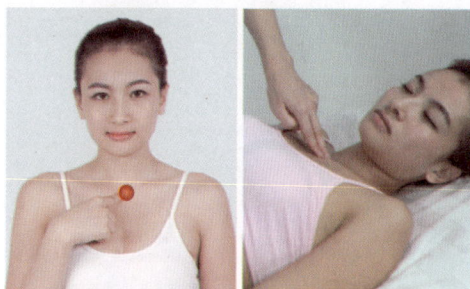

➡**操作方法**

将食指、中指并拢，用两指指腹持续按擦天突穴3~5分钟。

## 按揉列缺穴

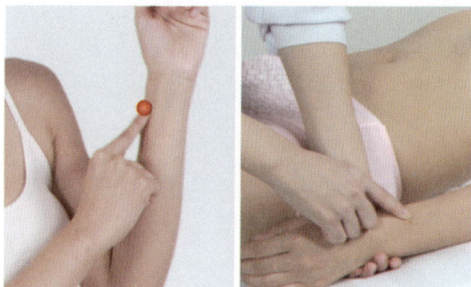

➡**操作方法**

用食指的指腹按揉列缺穴，有酸痛或酥麻的感觉为宜，先左后右，各按揉1~3分钟。

## 按揉合谷穴

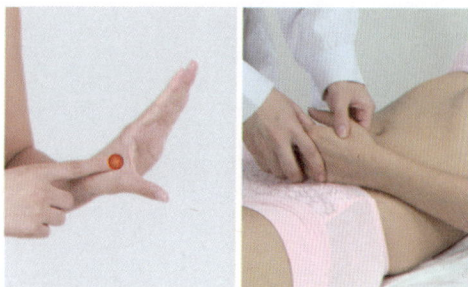

➡**操作方法**

用拇指指腹按揉合谷穴3~5分钟。

# 足浴足疗法

**NO.1** ## 足部反射区按摩法

足浴的同时，按摩以下反射区，可以更好地辅助治疗咽喉肿痛。

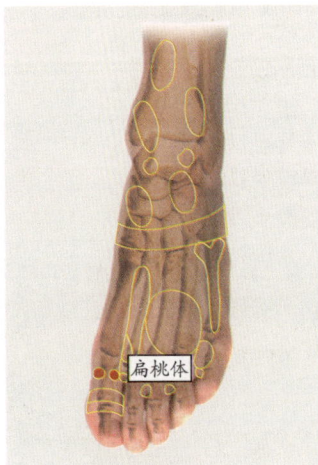

肺及支气管

扁桃体

脾

➡**按摩扁桃体反射区**
用掐法掐按扁桃体反射区5分钟，以有酸胀感为宜。

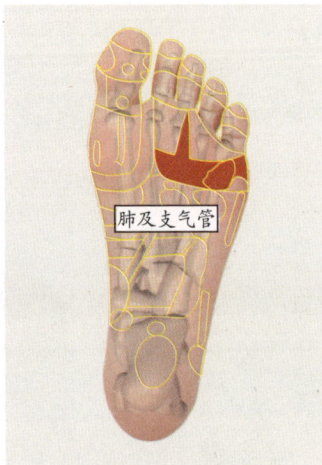

➡**按摩肺及支气管反射区**
用拇指指腹按压法按压肺及支气管反射区2~5分钟。

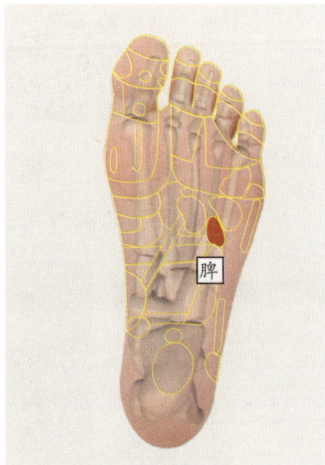

➡**按摩脾反射区**
用拇指指腹推压法推压脾反射区2~5分钟。

**NO.2** ## 足浴应急良方

【配方】玫瑰花、菊花、麦冬、陈皮各10克，藏青果6克，木蝴蝶3克，薄荷4克

玫瑰花10克　菊花10克　麦冬10克　陈皮10克

藏青果6克　木蝴蝶3克　薄荷4克

【用法】将上述药物入锅加水煎煮20分钟去渣取汁，然后加入2500毫升温开水，浸泡双足30分钟，每晚一次。

泡脚　每次30分钟　每日1次

# CHAPTER 07

# 保养肌肤，轻松治疗小问题

皮肤具有两个方面的屏障作用，一方面防止体内水分、电解质和其他物质的丢失，另一方面阻止外界有害物质的侵入，在保持人体内环境的稳定上起着重要的保护功能。皮肤也是人体垃圾排泄的重要通道，通过汗腺将人体代谢所产生的部分垃圾排出体外。因此，我们要注重对皮肤的保养。

# 青春痘

## ——芦荟洁面祛痘解烦恼

- **病症简述：** 青春痘是青春期男女常见的一种毛囊及皮脂腺的慢性炎症。青春期以后，大多可自然痊愈或减轻。
- **主要症状：** 青春痘好发于颜面、胸背部，可形成黑头粉刺、丘疹、脓疱、结节、囊肿等，常伴有皮脂溢出。若炎症明显时则可引起疼痛及触痛。
- **致病原因：** 其发病机理尚未完全清楚，初步认为与遗传因素密切相关，与内分泌因素、皮脂分泌过多、毛囊内微生物等也有一定的关系。

## 青春痘应急食疗方

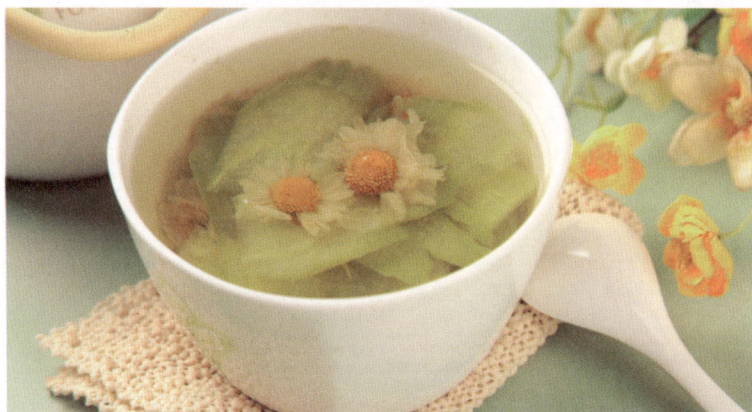

## 苦瓜菊花汤

苦瓜可以清暑除烦、解毒、益气壮阳、提高机体免疫能力。此汤具有清热利湿、解毒祛痘的功效，适合痤疮、痱子、口舌生疮等症。

**原料** ｜ 菊花10克，苦瓜400克，冰糖20克

**制作**

①洗净的苦瓜去瓤，切小片。

②砂锅中注入适量清水烧热。

③放入苦瓜用大火煮15分钟。

④放入菊花用大火稍煮3分钟。

⑤加入冰糖，稍微搅拌即可。

# 经络理疗法

**对症基础穴**　 颧髎 ＋ 曲池 ＋ 合谷 ＋ 血海

**穴位定位**
❶颧髎：位于面部，当目外眦直下，颧骨下缘凹陷处。
❷曲池：位于肘横纹外侧端，屈肘时当尺泽与肱骨外上髁连线中点。
❸合谷：位于手背，第一、二掌骨间，当第二掌骨桡侧的中点处。
❹血海：位于大腿内侧，髌底内侧端上2寸，当股四头肌内侧头隆起处。

## 按揉颧髎穴

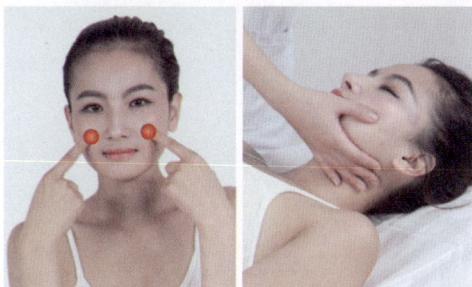

**➡操作方法**
用拇指指腹按揉颧髎穴1分钟，力度由轻至重，以穴位有酸胀感为度。

## 轻摩曲池穴

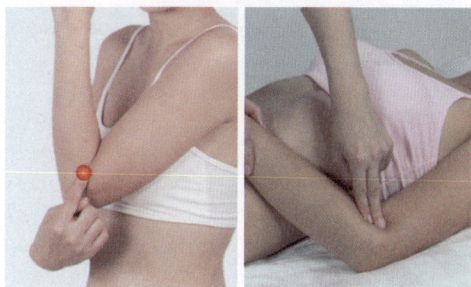

**➡操作方法**
先以顺时针方向轻摩曲池穴30次，再以逆时针方向轻摩曲池穴30次。

## 按压合谷穴

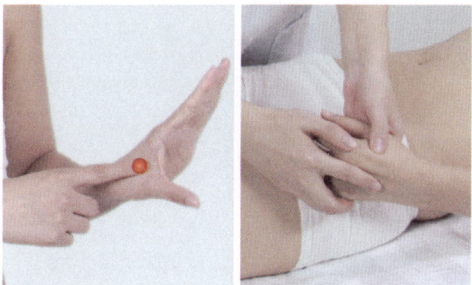

**➡操作方法**
用拇指指腹按压合谷穴2～3分钟，以穴位有酸胀感为度。

## 按压血海穴

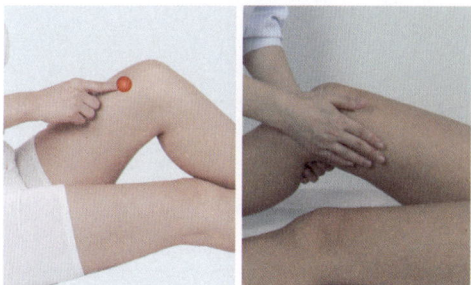

**➡操作方法**
用拇指指腹按压血海穴2～3分钟，以穴位有酸胀感为度。

# 足疗、熏洗法

**NO.1** **足部反射区按摩法**

足浴的同时，按摩以下反射区，可以更好地辅助治疗青春痘。

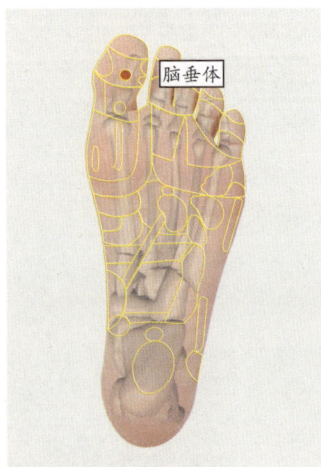

脑垂体

胃

肾上腺

➡**按摩脑垂体反射区**
用单食指叩拳法顶压脑垂体反射区2~5分钟。

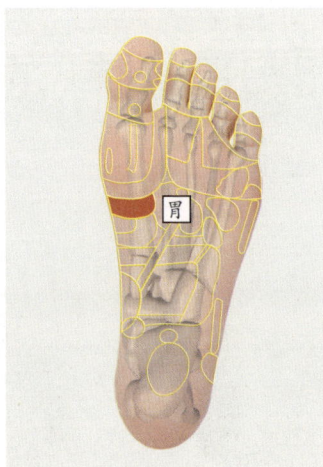

➡**按摩胃反射区**
用单食指叩拳法顶压胃反射区2~5分钟，以局部酸痛为宜。

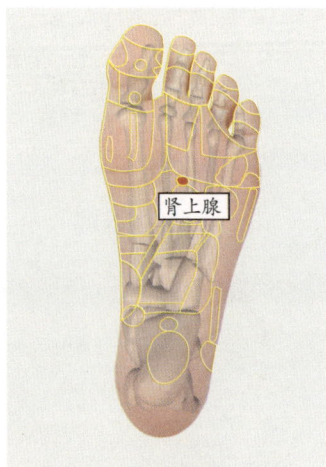

➡**按摩肾上腺反射区**
用单食指叩拳法顶压肾上腺反射区2~5分钟。

**NO.2** **熏洗应急良方**

【配方】芦荟、百合、白芷、苦参、当归、茯苓、薏仁各30克

芦荟30克　百合30克　白芷30克　苦参30克

当归30克　茯苓30克　薏仁30克

【用法】将以上药物倒入锅中，加3000毫升水浸泡，半小时后用大火煮沸后再转小火煮半小时，滤除药渣，将药液倒入盆中，熏蒸脸部，待温度冷却时，再用药汁洗面。

熏洗　　每次15分钟　　每日1次

- **病症简述：**肌肤过敏是指皮肤容易受刺激，而引起某种程度不适的皮肤病。
- **主要症状：**皮肤瘙痒；某些部位出现红斑或者大片潮红；皮肤出现灼热甚至疼痛；局部明显肿胀；皮肤上长出小疙瘩，但又不像粉刺；出现一串串的小水泡；局部皮肤溃烂。
- **致病原因：**对某种物质过敏；过度的紫外线随时可能引起皮肤灼伤；皮肤缺水、油水不均衡；护肤品过敏。

## 肌肤过敏

—— 金银花清热解毒除过敏

## 肌肤过敏应急食疗方

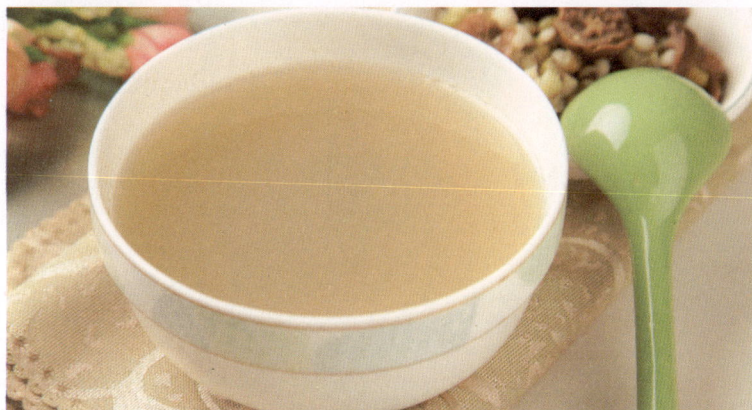

## 金银花绿豆汤

**金银花可清热解毒；绿豆清热解毒、利水消肿。二者配伍可以清热凉血、透疹消肿，可辅助治疗热毒引起的荨麻疹。**

**原料** │ 金银花10克，冰糖10克，绿豆160克

**制作**

①将金银花洗净，绿豆洗净后泡发。

②将绿豆入锅中加水1000毫升，大火煮沸后转小火续煮至熟透。

③放入金银花煮5分钟。

④将水面上浮起的金银花、豆皮撇去。

⑤加冰糖调匀即成。

# 经络理疗法

**对症基础穴** 曲池 + 足三里 + 膈俞 + 风门

**穴位定位**
❶ **曲池：**位于肘横纹外侧端，屈肘时当尺泽与肱骨外上髁连线中点。
❷ **足三里：**位于小腿前外侧，当犊鼻下3寸，距胫骨前缘一横指（中指）。
❸ **膈俞：**位于背部，当第七胸椎棘突下，旁开1.5寸。
❹ **风门：**位于背部，当第二胸椎棘突下，旁开1.5寸。

## 揉按曲池穴

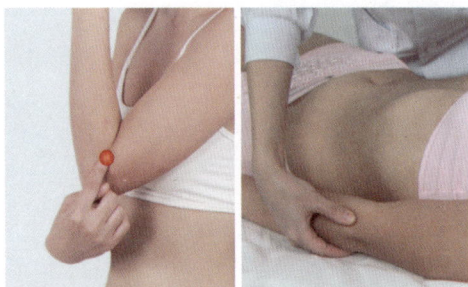

➡ **操作方法**
用双手拇指按住双侧曲池穴，以顺时针的方向揉按1分钟，每分钟为1次，做5～10次。

## 揉按足三里穴

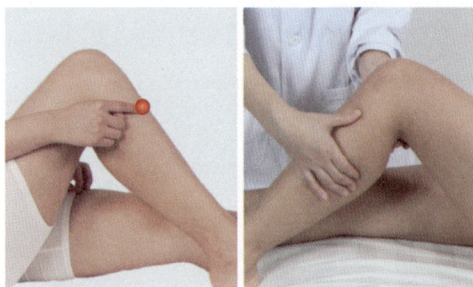

➡ **操作方法**
用拇指按住足三里穴，力度适中，以顺时针的方向揉按50～100次。

## 横擦膈俞穴

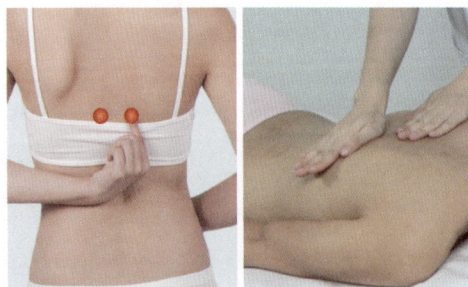

➡ **操作方法**
以单掌来回横擦膈俞穴，一个来回为1次，以每分钟100次的频率横擦，共做2分钟。

## 推擦风门穴

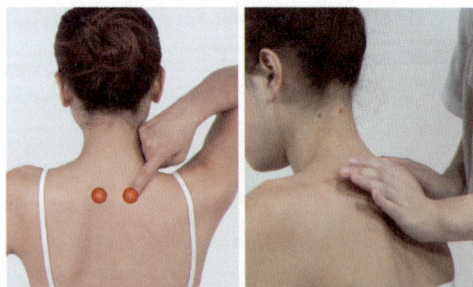

➡ **操作方法**
用双手大鱼际推擦风门穴50～100次，力度适中，以有酸胀感为宜。

# 足疗、外洗法

NO.1 ## 足部反射区按摩法

足浴的同时，按摩以下反射区，可以更好地辅助治疗皮肤过敏。

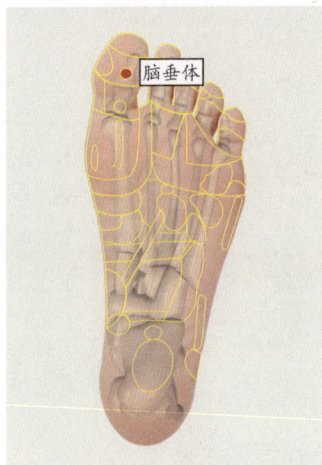

**➡按摩脑垂体反射区**
用掐法掐按脑垂体反射区2~5分钟，以局部酸痛为宜。

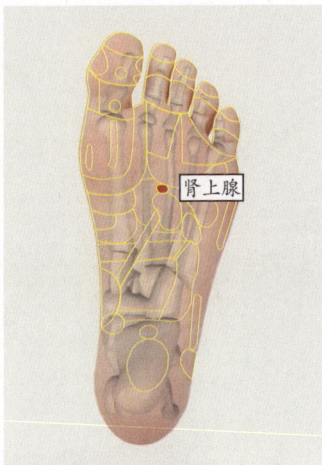

**➡按摩肾上腺反射区**
用单食指叩拳法顶压肾上腺反射区2~5分钟。

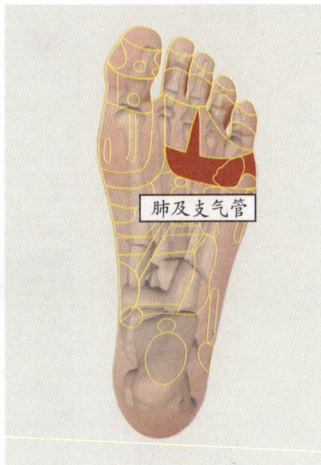

**➡按摩肺及支气管反射区**
用刮压法刮压肺及支气管反射区2~5分钟。

脑垂体

肾上腺

肺及支气管

NO.2 ## 外洗应急良方

【配方】苦参、白鲜皮、苍术、防风、黄柏、金银花、蛇床子各30克

苦参30克　白鲜皮30克　苍术30克　防风30克

黄柏30克　金银花30克　蛇床子30克

【用法】将上述药物加水5000毫升进行煎煮，待其沸腾后再煮20分钟，随即倒入盆内，待水温冷却至40℃后，外洗患处。切不可用过热的水外洗，也不可用手抓挠，否则会加重瘙痒。

外洗　每次10~15分钟　每日1~2次

# 黄褐斑

—珍珠养颜祛斑，告别黄脸婆

- **病症简述：** 黄褐斑也称肝斑，是一种面部的黄褐色色素沉着的病症，多对称呈蝶形分布于颊部。
- **主要症状：** 多为黄褐或深褐色斑片，常对称分布于颧颊部，也可累及眶周、前额、上唇和鼻部，边缘一般较明显。
- **致病原因：** 原因尚不清楚，多见于女性，血中雌激素水平高是主要原因。其发病与妊娠、长期口服避孕药、月经紊乱有关，也见于一些女性生殖系统疾患、结核、癌症、慢性乙醇中毒、肝病等患者。

## 黄褐斑应急食疗方

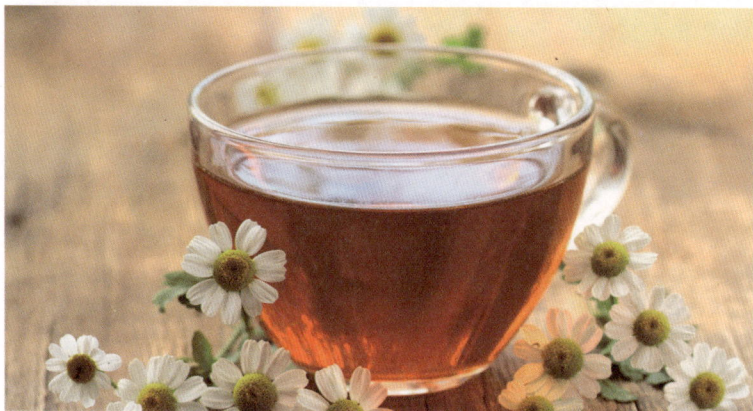

## 菊花珍珠饮

**菊花可以清热祛火、疏风散热；丹参可以活血祛瘀、排脓止痛；珍珠粉可以养颜。三者配伍可以清热凉血、化瘀消斑，对黄褐斑有一定的疗效。**

**原料** ｜ 菊花10克，珍珠粉1克，丹参8克

**制作**

①将菊花和丹参分别洗净。

②砂锅中注入适量清水烧热，倒入菊花、丹参。

③用大火煮开后，转小火再煎煮5分钟。

④放入珍珠粉，稍微搅拌，再煎煮1分钟即可。

# 经络理疗法

**对症基础穴**　合谷 + 血海 + 三阴交 + 太冲

**穴位定位**
❶**合谷**：位于手背，第一、二掌骨间，当第二掌骨桡侧的中点处。
❷**血海**：位于髌骨内缘上2寸，当股四头肌内侧头的隆起处。
❸**三阴交**：位于小腿内侧，当足内踝尖上3寸，胫骨内侧缘后方。
❹**太冲**：位于足背侧，当第一跖骨间隙的后方凹陷处。

## 轻摩合谷穴

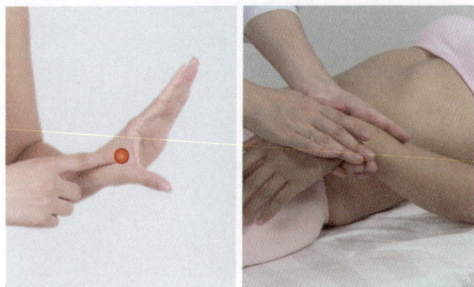

➡**操作方法**
搓热双手手心后，迅速覆盖在合谷穴上，以顺时针的方向轻摩30次，以透热为度。

## 轻摩血海穴

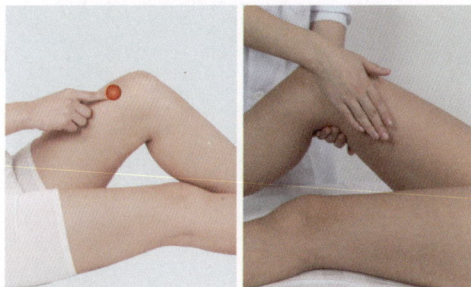

➡**操作方法**
搓热双手手心后，迅速覆盖在血海穴上，以顺时针的方向轻摩30次，以透热为度。

## 按压三阴交穴

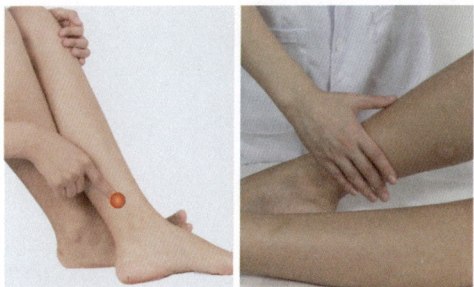

➡**操作方法**
用拇指指腹（或手掌）按压三阴交穴，以每秒1~2次的频率有节奏地按压1分钟。

## 按压太冲穴

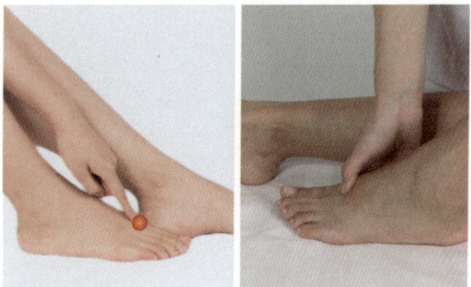

➡**操作方法**
用拇指（或中指）指腹分别按压太冲穴，以每秒1~2次的频率有节奏地按压1分钟。

# 大量脱发

## ——头部按摩活血通络可固发

- **病症简述：** 脱发是指头发脱落的现象。这里指的是病理性脱发，是指头发异常或过度的脱落，其原因很多。
- **主要症状：** 头发油腻，或焦枯发蓬、缺乏光泽，有淡黄色鳞屑固着难脱，或灰白色鳞屑飞扬，自觉瘙痒。若是男性脱发，主要是前头与顶部的头发稀疏、变黄、变软，终使额顶部一片光秃或仅有些茸毛；女性脱发多在头顶部，头发变得稀疏，但不会完全成片的脱落。
- **致病原因：** 血管运动中枢功能紊乱、交感神经及副交感神经失调，引起局部毛细血管特久性收缩，毛乳头供血障碍等。

## 大量脱发应急食疗方

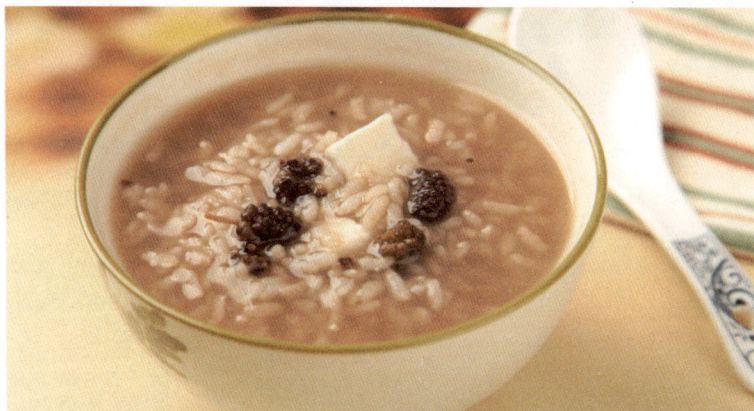

### 桑葚糯米粥

桑葚可以补肝益肾、生津润肠、明目乌发；糯米可以温补脾胃。二者配伍食用可以补肝、益肾、养血、明目，可使头发乌黑、秀丽。

**原料** | 鲜桑葚20～30克，糯米100克，冰糖适量

**制作**

①将桑葚浸泡片刻，洗净；糯米洗净备用。

②砂锅中注入适量清水烧热，倒入桑葚和糯米。

③用大火煮开后，转小火焖煮30分钟至成粥。

④放入冰糖，稍微搅拌，至冰糖溶化即可。

# 经络理疗法

**对症基础穴**　上星 ＋ 百会 ＋ 率谷 ＋ 风池

**穴位定位**
❶**上星：**位于头部，当前发际正中直上1寸。
❷**百会：**位于头部，当前发际正中直上5寸，或两耳尖连线的中点处。
❸**率谷：**位于头部，当耳尖直上入发际1.5寸，角孙直上方。
❹**风池：**位于项部，当枕骨之下的凹陷处，与风府相平。

## 揉按上星穴

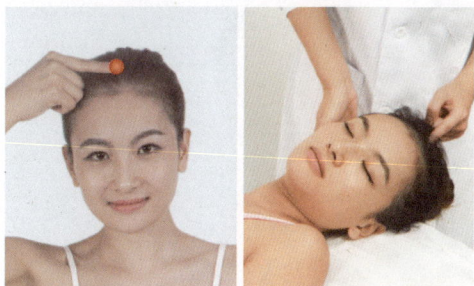

**➡操作方法**
用食指指腹揉按上星穴3～5分钟，以局部有酸胀感为宜。

## 按压百会穴

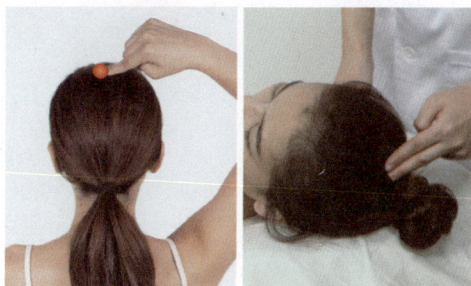

**➡操作方法**
将食指、中指并拢，用指腹按压百会穴20次，以有酸胀感为宜。

## 按揉率谷穴

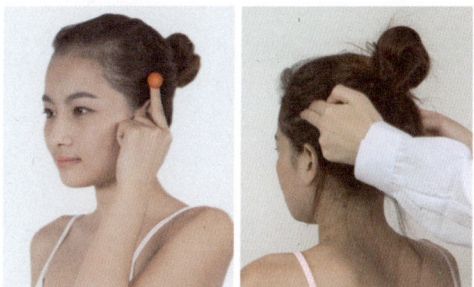

**➡操作方法**
将食指和中指并拢，按揉率谷穴2～3分钟，以局部有酸胀感为宜。

## 拿捏风池穴

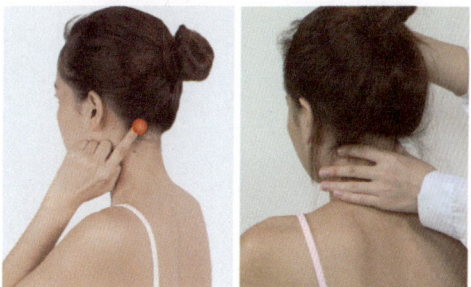

**➡操作方法**
将拇指和食指相对成钳形拿捏风池穴，以每秒钟1～2次的频率一捏一放，反复30次。

# 皮肤粗糙干燥

## ——头面按摩还你水嫩肌肤

- **病症简述**：多种因素导致肌肤越来越干燥，若长期得不到改善，则会出现干裂粗糙的现象，是人体衰老的表现之一。
- **主要症状**：皮肤发紧，个别部位干燥脱皮，洗澡过后全身发痒。
- **致病原因**：体内雌激素水平的降低，皮脂分泌减少，皮肤保存水分的能力下降；外界气候的变化，导致皮脂腺和汗腺分泌异常；睡眠不足、疲劳、过度减肥及偏食；用过热的水洗澡、使用刺激性的香皂或清洁剂。

## 经络理疗法

### 按揉太阳穴

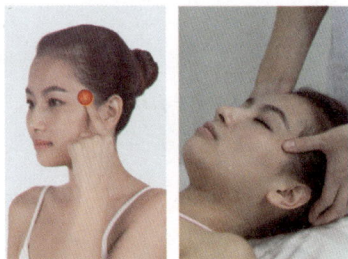

➡️**操作方法**
两手拇指指腹分别放于两侧太阳穴上，顺时针或逆时针按揉太阳穴30次。

### 点按四白穴

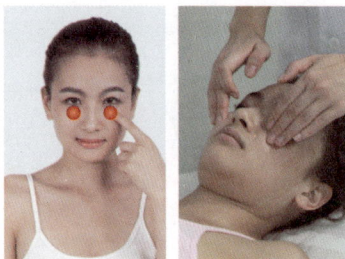

➡️**操作方法**
将双手食指、中指、无名指并拢，以指腹分别点按两侧四白穴1~3分钟。

### 揉按迎香穴

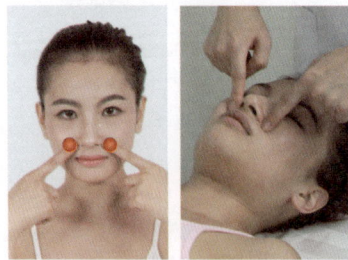

➡️**操作方法**
将双手食指放于鼻翼两侧的迎香穴上，揉按5分钟。

### 揉按地仓穴

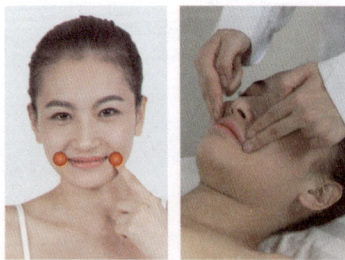

➡️**操作方法**
将食指、中指并拢，以指腹揉按地仓穴2分钟。

# CHAPTER 08

# 缓解两性小病痛，生活更美满

女性生殖系统所患的病症叫妇科病症，男性生殖系统所患的病症叫男科病症。许多人对此类病症缺少正确的认识，导致生理健康每况愈下，给生活、工作带来了很大不便。其实患上两性病也不必觉得难以启齿，有些两性小病痛自己在家动动手、按摩穴位就可以缓解，如果情况严重应及时就医治疗。

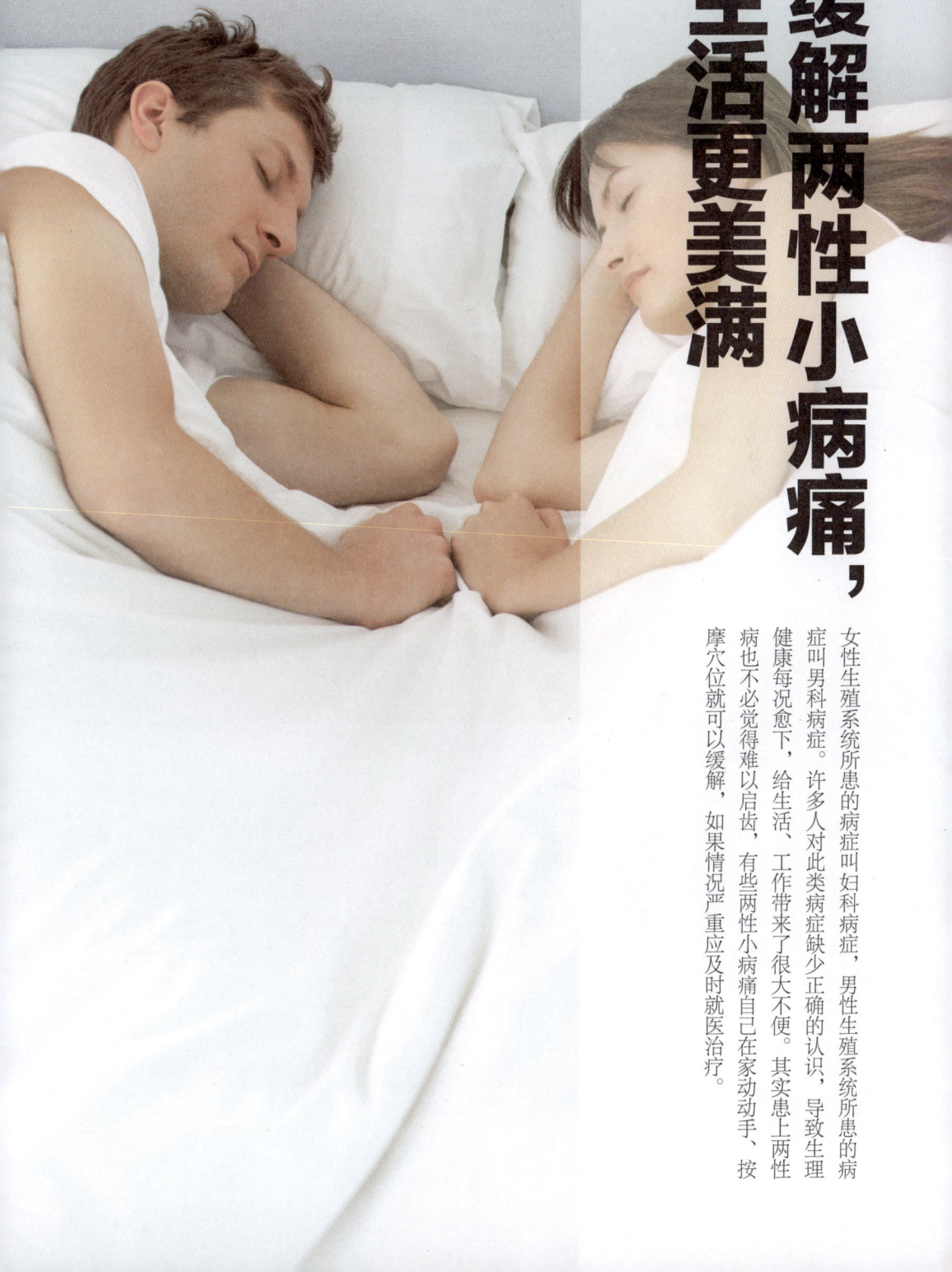

# 痛经

——灸除痛经还你好气色

● **病症简述：** 痛经又称"经行腹痛"，是指经期或行经前后出现的周期性小腹疼痛。

● **主要症状：** 经期或行经前后小腹疼痛，随着月经周期而发作。疼痛可反射到胁肋、乳房、腰骶部、股内侧、阴道或肛门等处。一般于经期来潮前数小时即已感到疼痛，成为月经来潮之先兆；重者疼痛难忍，面青肢冷，呕吐汗出，周身无力甚至晕厥。

● **致病原因：** 原发性痛经的发生主要与月经时子宫内膜前列腺素含量增高有关；同时也与精神、神经因素有关。

## 痛经应急食疗方

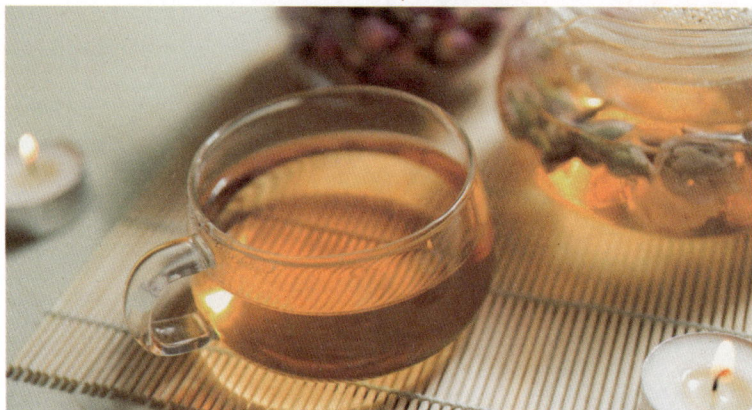

## 二花调经茶

玫瑰能理气解郁、活血散瘀、调经止痛；月季可以活血调经、消肿解毒。此品对痛经有很好的食疗作用。

**原料** ｜ 玫瑰花、月季花各9克，红茶3克

**制作**

①将玫瑰花、月季花、红茶放入保温杯中。

②冲入适量沸水。

③盖上盖子，闷15分钟即可。

# 经络理疗法

**对症基础穴** 关元 + 肾俞 + 八髎 + 三阴交

**穴位定位**

❶**关元：** 位于下腹部，前正中线上，当脐中下3寸。

❷**肾俞：** 位于腰部，当第二腰椎棘突下，旁开1.5寸。

❸**八髎：** 位于骶椎、髂骨后上棘突与后正中线之间，左右共8个穴位。

❹**三阴交：** 位于小腿内侧，当足内踝尖上3寸，胫骨内侧缘后方。

### 灸治关元穴

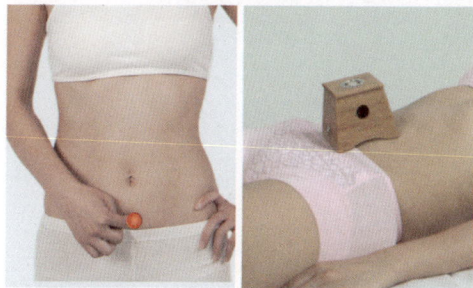

➡**操作方法**

将点燃的艾灸盒固定在关元穴上施灸10~15分钟，以穴位有温热感为宜。

### 灸治肾俞穴

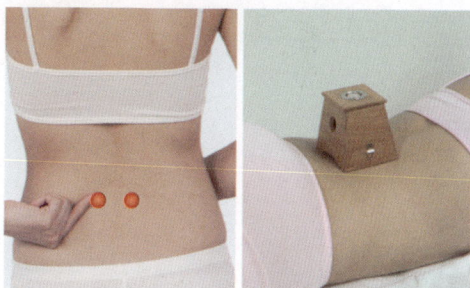

➡**操作方法**

将点燃的艾灸盒固定在肾俞穴上施灸15分钟，以穴位有温热感为宜。

### 灸治八髎穴

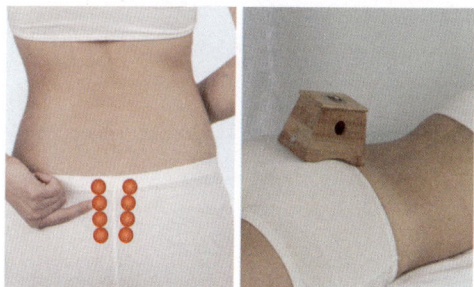

➡**操作方法**

将点燃的艾灸盒固定在八髎穴上施灸15分钟，以穴位有温热感为宜。

### 灸治三阴交穴

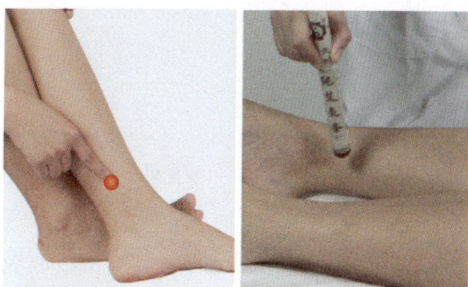

➡**操作方法**

用艾条悬灸法灸治三阴交穴10分钟，以穴位有温热感为宜。

# 足浴足疗法

**NO.1** 足部反射区按摩法

足浴的同时，按摩以下反射区，可以更好地辅助治疗痛经。

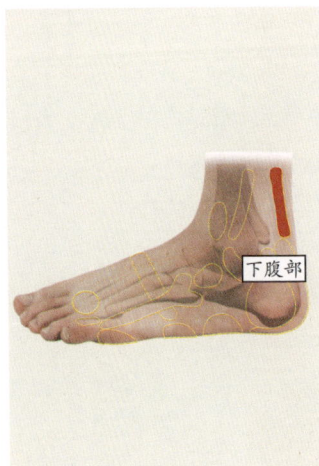

➡按摩下腹部反射区

用掐法掐按下腹部反射区2~5分钟。

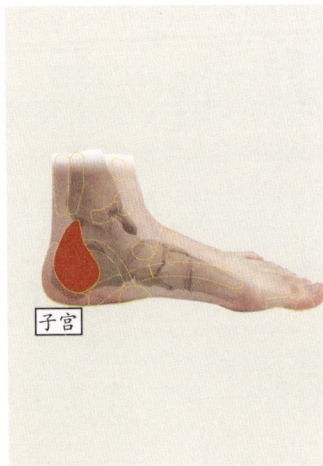

➡按摩子宫反射区

用单食指叩拳法顶压子宫反射区2~5分钟。

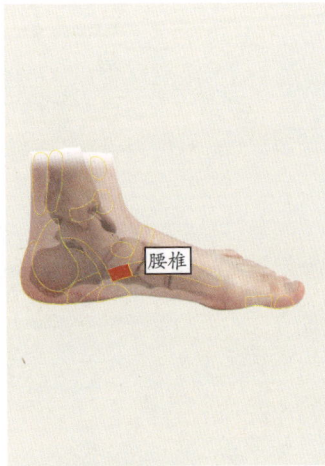

➡按摩腰椎反射区

用拇指指腹推压法推压腰椎反射区2~5分钟。

**NO.2** 足浴应急良方

【配方】川芎、香附、陈皮、艾叶、枳壳、当归各15克，生姜50克

川芎15克　香附15克　陈皮15克　艾叶15克

枳壳15克　当归15克　生姜50克

【用法】将以上药物倒入锅中，加3000毫升水浸泡，半小时后用大火煮沸后再转小火煮半小时，滤除药渣，将药液倒入盆中，待温度不烫皮肤时，放入双足浸泡15分钟。

泡脚　　每次15分钟　　每日1次

# 白带增多

## ——莲子薏米祛湿、止带、解尴尬

- **病症简述：** 白带增多是指女性阴道内白带明显增多，并伴有色、质、气味异常的一种病症。
- **主要症状：** 以阴道不断流出如涕如脓、气味臭秽的浊液为主症。带下量多，色白或淡黄，或赤白相兼，或黄绿如脓，或浑浊如米泔水；质或清稀如水，或黏稠如脓，或如豆渣凝乳，或如泡沫状。可伴有外阴、阴道灼热瘙痒、坠胀或疼痛等。
- **致病原因：** 阴道炎症、慢性宫颈炎、子宫内膜炎、子宫肌瘤、生殖器疱疹、淋病、子宫脱垂、慢性盆腔炎等均可引起带下病。

## 白带增多应急食疗方

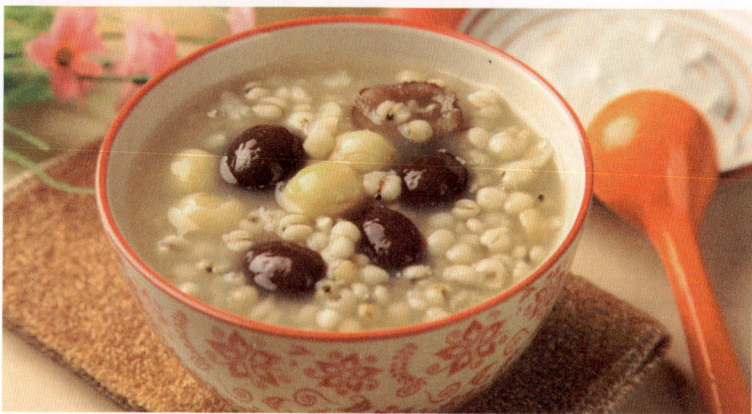

### 莲子薏米粥

**薏米可固肾涩精、补脾止泄、利水渗湿；莲子可健脾补胃、止泻固精、益肾涩精止带。本品对白带过多者效果良好。**

**原料** | 去心莲子100克，薏米100克，红枣50克，糯米50克，白糖适量

**制作**

①将莲子、薏米、红枣、糯米分别洗净。

②砂锅中注入清水烧开，倒入以上洗好的食材，搅拌一会儿。

③用大火煮沸后，改小火煮30分钟至熟。

④加白糖适量，稍微搅拌调味即可。

# 经络理疗法

**对症基础穴** 中极 + 阴陵泉 + 三阴交 + 肾俞

**穴位定位**
❶中极：位于下腹部，前正中线上，当脐中下4寸。
❷阴陵泉：位于小腿内侧，当胫骨内侧髁后下方凹陷处。
❸三阴交：位于小腿内侧，当足内踝尖上3寸，胫骨内侧缘后方。
❹肾俞：位于腰部，当第二腰椎棘突下，旁开1.5寸。

## 灸治中极穴

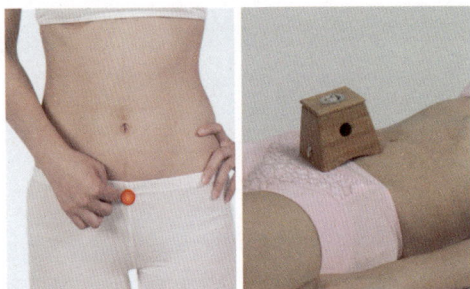

➡操作方法
用艾灸盒灸治中极穴15分钟，以穴位有温热感为宜。

## 灸治阴陵泉穴

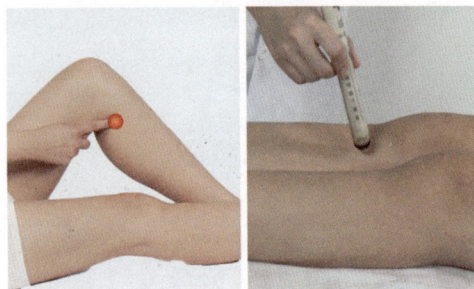

➡操作方法
用艾条回旋灸法灸治阴陵泉穴15分钟，以穴位有温热感为宜。

## 灸治三阴交穴

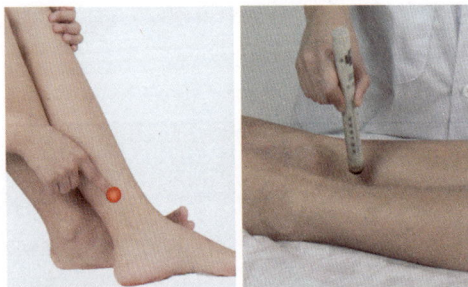

➡操作方法
用艾条温和灸法灸治三阴交穴10～15分钟，以穴位有温热感为宜。

## 灸治肾俞穴

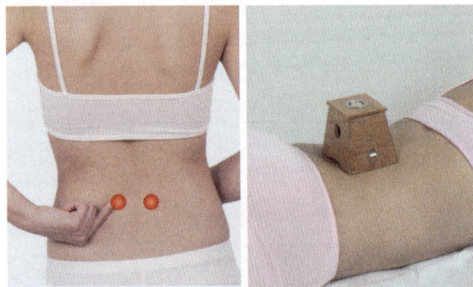

➡操作方法
用艾灸盒灸治肾俞穴15分钟，以穴位有温热感为宜。

# 足浴足疗法

**NO.1** **足部反射区按摩法**

足浴的同时，按摩以下反射区，可以更好地辅助治疗白带增多。

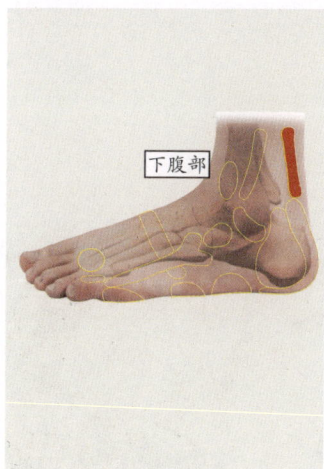

下腹部

子宫

肾上腺

**➡按摩下腹部反射区**

用掐法掐按下腹部反射区2~5分钟。

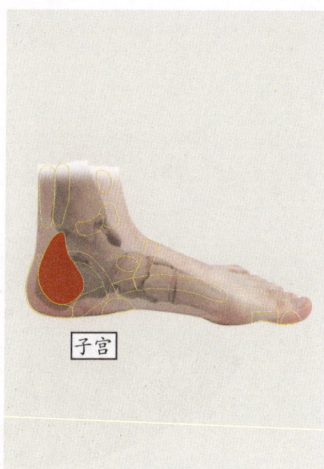

**➡按摩子宫反射区**

用单食指叩拳法顶压子宫反射区2~5分钟。

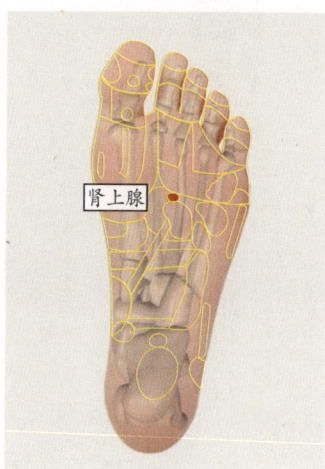

**➡按摩肾上腺反射区**

用单食指叩拳法顶压肾上腺反射区2~5分钟。

**NO.2** **足浴应急良方**

【配方】苦参、苍术、白术、陈皮、白鲜皮各50克，萆薢、柴胡、佩兰各30克

苦参50克　　苍术50克　　白术50克　　陈皮50克

白鲜皮50克　萆薢30克　　柴胡30克　　佩兰30克

【用法】将以上药物倒入锅中，加3000毫升水浸泡，半小时后用大火煮沸后再转小火煮半小时，滤除药渣，将药液倒入盆中，待温度不烫皮肤时，放入双足浸泡15分钟。

泡脚　　每次15分钟　　每日1次

# 乳腺增生

## ——足浴理疗，消肿块有疗效

● **病症简述：**乳腺增生是以乳房疼痛、肿块为主要特点的内分泌障碍性疾病。

● **主要症状：**单侧或双侧乳房出现大小不等、形态不一、边界不清、推之可动的肿块，伴胀痛或触痛。往往在月经前疼痛加重，肿块增大、变硬，月经来潮后肿块缩小、变软，症状减轻或消失。

● **致病原因：**精神过于紧张、情绪过于激动等不良精神因素；多次人流；雌激素绝对或相对增高、孕激素绝对或相对降低所造成的乳腺结构紊乱；长期服用含雌激素的保健品、避孕药等。

## 乳腺增生应急食疗方

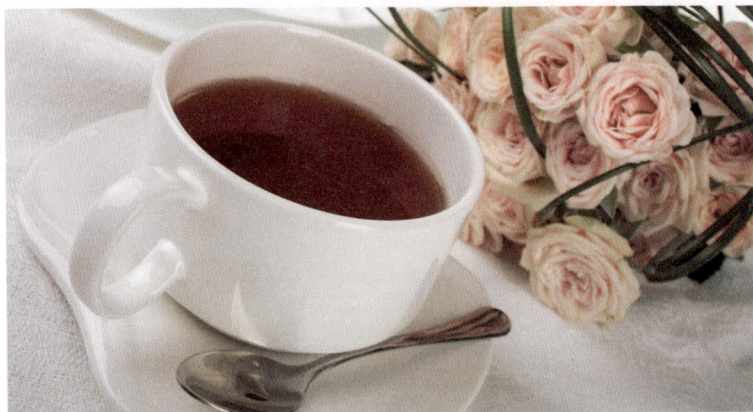

### 玫瑰蚕豆花茶

**玫瑰花可理气解郁、活血散瘀；蚕豆花可凉血止血、止带降平。此品对乳腺增生有防治作用。**

**原料** ｜ 玫瑰花6克，蚕豆花10克

**制作**

①将玫瑰花、蚕豆花分别洗净。

②将玫瑰花和蚕豆花沥干一同放入茶杯中。

③加入适量开水冲泡。

④盖上茶杯盖，闷10分钟即成，代茶饮。

# 经络理疗法

**对症基础穴**　肩井　+　膻中　+　期门　+　肝俞

**穴位定位**
❶**肩井**：位于肩上，前直乳中，当大椎与肩峰端连线的中点上。
❷**膻中**：位于胸部，当前正中线上，平第四肋间，两乳头连线的中点。
❸**期门**：位于胸部，当乳头直下，第六肋间隙，前正中线旁开4寸。
❹**肝俞**：位于背部，当第九胸椎棘突下，旁开1.5寸。

## 拿捏肩井穴

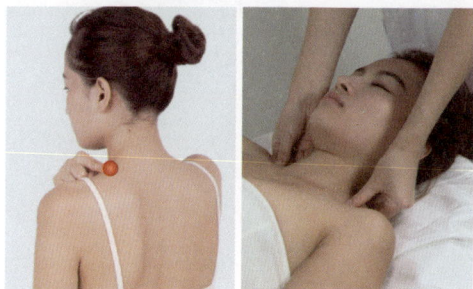

➡ **操作方法**
将拇指和食指相对成钳形拿捏肩井穴，力度适中，左右各30次。

## 按揉膻中穴

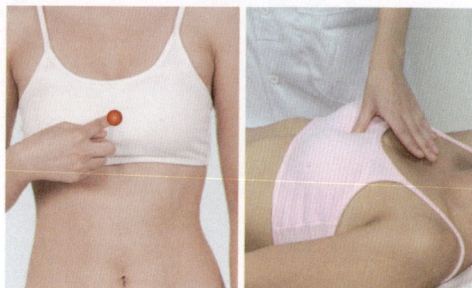

➡ **操作方法**
用拇指指腹轻轻按揉膻中穴，力度由轻到重，按揉1~3分钟。

## 揉按期门穴

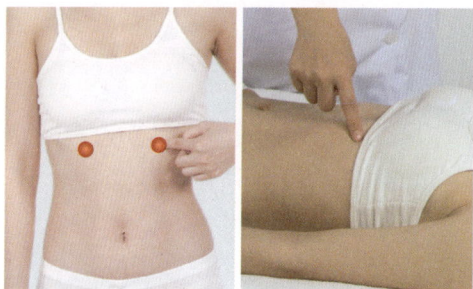

➡ **操作方法**
用手指指腹揉按期门穴，力度适中，揉按1~2分钟。

## 灸治肝俞穴

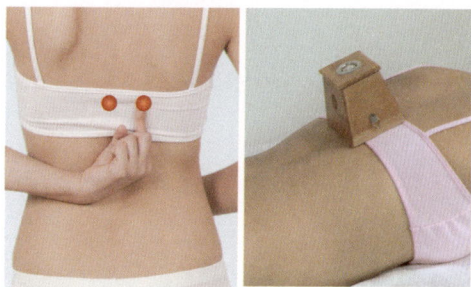

➡ **操作方法**
用点燃的艾灸盒灸治肝俞穴10~15分钟，以感觉温热舒适为宜。

# 足浴足疗法

NO.1 ## 足部反射区按摩法

足浴的同时，按摩以下反射区，可以更好地辅助治疗乳腺增生。

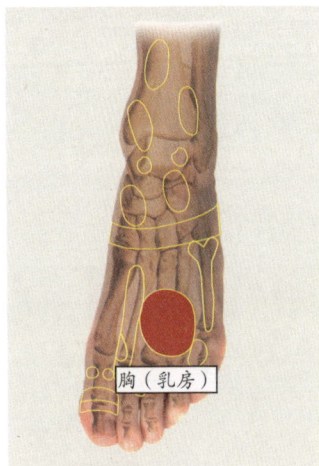

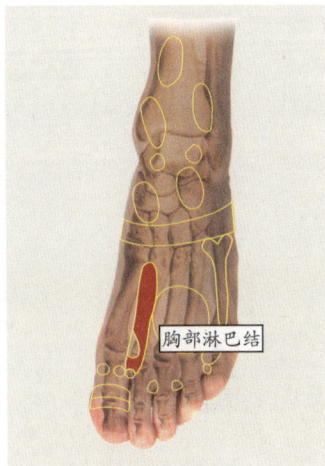

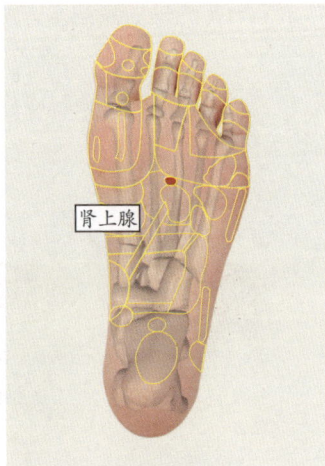

**➡按摩胸（乳房）反射区**

用拇指指腹按压法按压胸（乳房）反射区2～5分钟。

**➡按摩胸部淋巴结反射区**

用掐法掐按胸部淋巴结反射区2～5分钟。

**➡按摩肾上腺反射区**

用拇指指腹按压法按压肾上腺反射区2～5分钟。

NO.2 ## 足浴应急良方

【配方】丹参、王不留行、川芎、柴胡各30克，香附、莪术、三棱、陈皮各15克

丹参30克　　王不留行30克　　川芎30克　　柴胡30克

香附15克　　莪术15克　　三棱15克　　陈皮15克

【用法】将以上药物倒入锅中，加3000毫升水浸泡，半小时后用大火煮沸后再转小火煮半小时，滤除药渣，将药液倒入盆中，待温度不烫皮肤时，放入双足浸泡15分钟。

泡脚　　每次15分钟　　每日1次

- **病症简述：**更年期综合征属内分泌-神经功能失调导致的功能性疾病，外阴、阴道、子宫、输卵管、卵巢、乳腺等组织逐渐萎缩，骨盆底及阴道周围组织逐渐松弛。
- **主要症状：**绝经前可有月经周期紊乱，表现为月经周期延长或缩短，经量增加，甚至来潮如血崩，继而经量逐渐减少甚至停止。情绪不稳定，易激动、紧张、忧郁、烦躁，常有失眠、疲劳、记忆力减退、思想不集中等，伴有胸闷、气短、心悸、眩晕等。
- **致病原因：**由于生理性、病理性、手术而引起的卵巢功能衰竭。

## 更年期综合征应急食疗方

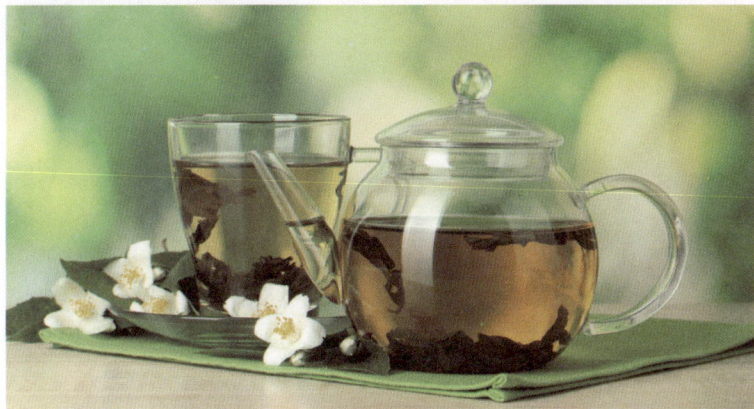

# 更年期综合征

## ——消除症状就饮莲心苦丁清心茶

## 莲心苦丁清心茶

苦丁茶具有清热解毒的功效；枸杞可以滋肾润肺；莲心、菊花可以清热除燥。常饮此茶对隐性更年期的心情烦躁、面色萎黄等有改善作用。

**原料** ｜ 苦丁茶3克，枸杞10克，莲心1克，菊花3克

**制作**

①砂锅中注入适量清水烧开，放入备好的莲心、菊花、枸杞。

②盖上盖，用小火煮约20分钟。

③揭开盖，用小火保温，备用。

④取一个茶杯，放入苦丁茶叶，盛入砂锅中的药汁，至八九分满。

⑤盖上盖，泡约3分钟即可饮用。

# 经络理疗法

**对症基础穴**　中脘 ＋ 肝俞 ＋ 肾俞 ＋ 太溪

**穴位定位**
❶ **中脘：** 位于上腹部，前正中线上，当脐中上4寸。
❷ **肝俞：** 位于背部，当第九胸椎棘突下，后正中线旁开1.5寸。
❸ **肾俞：** 位于腰部，当第二腰椎棘突下，旁开1.5寸。
❹ **太溪：** 位于足内侧，内踝后方，当内踝尖与跟腱之间的凹陷处。

## 灸治中脘穴

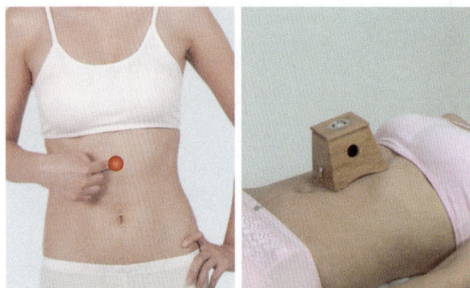

➡ **操作方法**
用点燃的艾灸盒灸治中脘穴10～15分钟，
以穴位有温热感为宜。

## 灸治肝俞穴

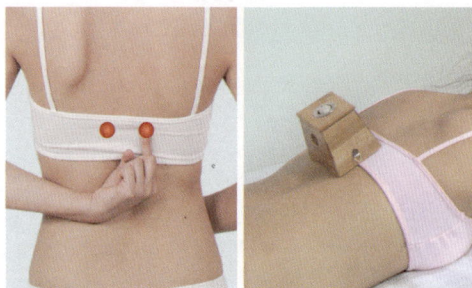

➡ **操作方法**
用点燃的艾灸盒灸治肝俞穴10～15分钟，
以穴位有温热感为宜。

## 灸治肾俞穴

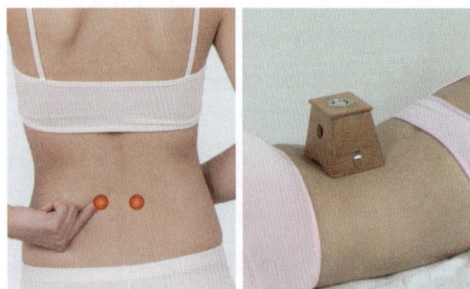

➡ **操作方法**
用点燃的艾灸盒灸治肾俞穴10～15分钟，
以穴位有温热感为宜。

## 灸治太溪穴

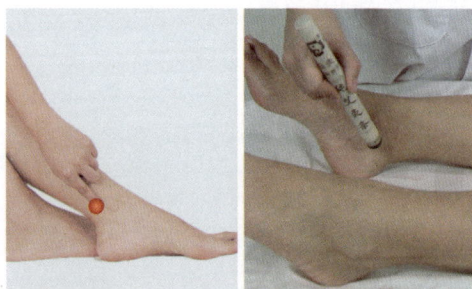

➡ **操作方法**
用艾条温和灸法灸治太溪穴10～15分钟，
以穴位有温热感为宜。

# 足浴足疗法

**NO.1** ## 足部反射区按摩法

足浴的同时，按摩以下反射区，可以更好地辅助治疗更年期综合征。

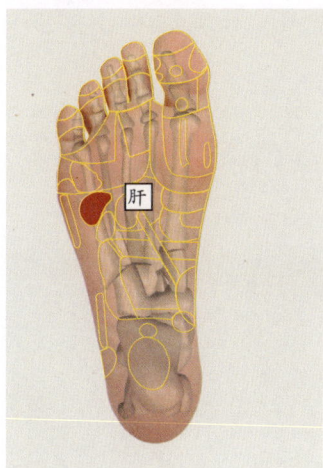

**➡按摩肝反射区**
用拇指指腹按压法按压肝反射区2~5分钟。

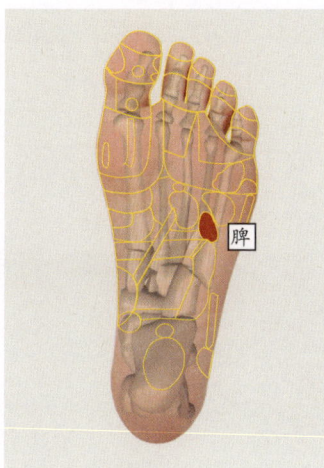

**➡按摩脾反射区**
用拇指指腹按压法按压脾反射区2~5分钟。

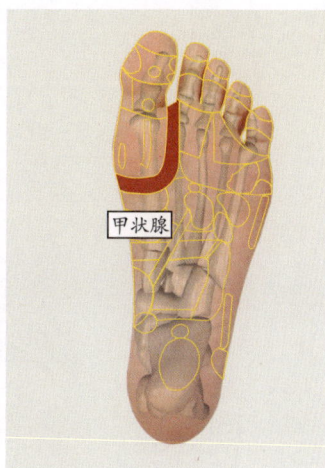

**➡按摩甲状腺反射区**
用拇指指腹按压法按压甲状腺反射区2~5分钟。

**NO.2** ## 足浴应急良方

【配方】当归、红花、香附、夜交藤、生姜各20克

当归20克　红花20克　香附20克

生姜20克　夜交藤20克

【用法】将以上药物倒入锅中，加3000毫升水浸泡，半小时后用大火煮沸后再转小火煮半小时，滤除药渣，将药液倒入盆中，待温度不烫皮肤时，放入双足浸泡15分钟。

泡脚　每次15分钟　每日1次

# 慢性盆腔炎

## ——关元固摄胞宫轻松治

- **病症简述：** 慢性盆腔炎是指女性内生殖器及其周围结缔组织、盆腔腹膜的慢性炎症。
- **主要症状：** 急性盆腔炎发病时下腹部疼痛，伴发热；严重时可有高热、寒战、头痛、食欲不振、尿频、尿困难、大便坠胀感，阴道分泌物增多且呈脓性腥臭味。慢性盆腔炎的主要症状为下腹部坠胀、疼痛，腰骶部酸痛。
- **致病原因：** 产后或流产后感染，宫腔内手术操作后感染，经期卫生不良，邻近器官的炎症直接蔓延，慢性盆腔炎的急性发作，等等。

## 慢性盆腔炎应急食疗方

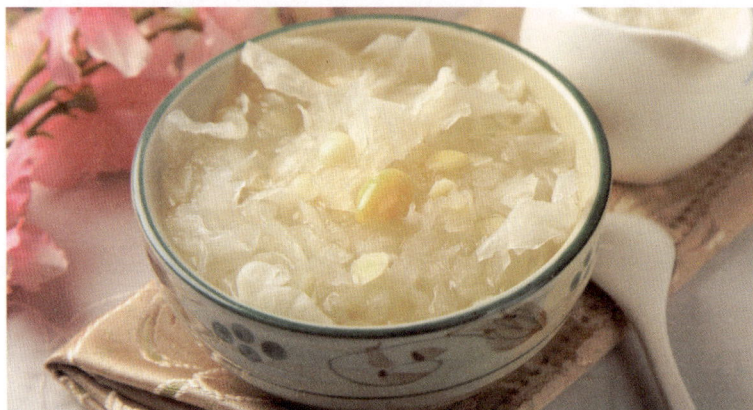

### 白果杏仁银耳羹

**白果含有丰富的营养物质，具有止带、缩小便、平皱皮、护血管、增加血流量的作用。此品能消炎抑菌、燥湿止带。**

**原料** ｜ 杏仁30克，水发银耳250克，白果10粒，白糖20克

**制作**

①砂锅中注水烧开，倒入切好的银耳。

②加盖，用大火煮开后转小火续煮40分钟至熟透。

③放入杏仁、白果，盖上盖，续煮20分钟至食材熟软。

④揭盖，倒入白糖，拌匀至白糖溶化即可。

# 经络理疗法

**对症基础穴**　腰阳关 ＋ 中脘 ＋ 天枢 ＋ 关元

**穴位定位**
❶ **腰阳关**：位于腰部，当后正中线上，第四腰椎棘突下凹陷中。
❷ **中脘**：位于上腹部，前正中线上，当脐中上4寸。
❸ **天枢**：位于腹中部，距脐中2寸。
❹ **关元**：位于下腹部，前正中线上，当脐中下3寸。

## 刮拭腰阳关穴

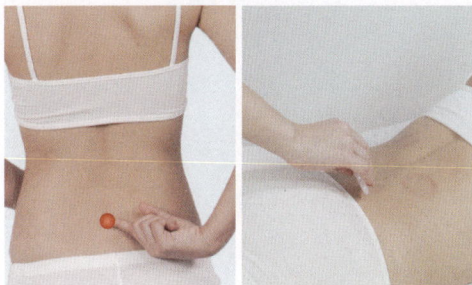

➡ **操作方法**
以刮痧板的厚棱角面侧为着力点，重刮腰阳关穴30次，以出痧为度。

## 刮拭中脘穴

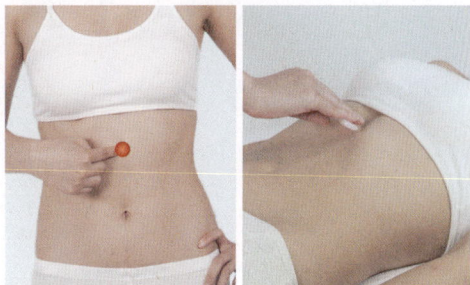

➡ **操作方法**
以刮痧板的厚棱角面侧为着力点，刮拭中脘穴30次，以出痧为度。

## 刮拭天枢穴

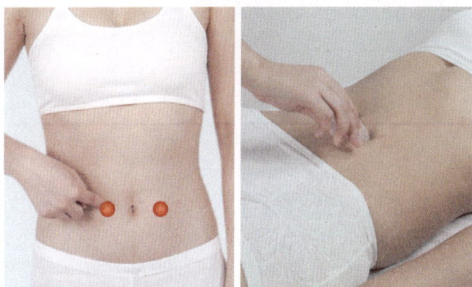

➡ **操作方法**
以刮痧板的厚棱角面侧为着力点，刮拭天枢穴30次，以出痧为度。

## 刮拭关元穴

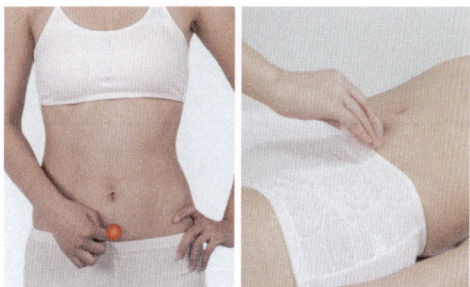

➡ **操作方法**
以刮痧板厚棱角面侧为着力点，刮拭关元穴30次，以出痧为度。

# 肾虚

—— 肾虚腰痛常把肾俞按

- **病症简述：** 肾虚指肾脏精气阴阳不足。肾虚的种类有很多，其中最常见的是肾阳虚和肾阴虚。
- **主要症状：** 肾阳虚的症状为腰酸、四肢发冷、畏寒，甚至还有水肿，为"寒"的症状，性功能不好也会导致肾阳虚；肾阴虚的症状为"热"，主要有腰酸、燥热、盗汗、虚汗、头晕、耳鸣等。
- **致病原因：** 滥用镇痛药，过量服用某些中草药，过度喝饮料，暴饮暴食，酒后喝浓茶，饮食太咸，经常憋尿，饮水过少。

## 肾虚应急食疗方

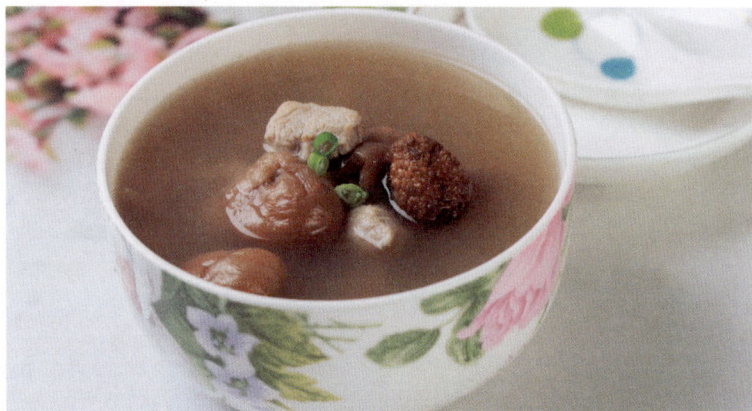

## 荔枝瘦肉汤

荔枝可以补肝肾、健脾胃、益气血；生姜可以发汗解表、解毒。二者配伍可以促进血液循环，产生能量，使人温暖，缓解腰酸不适。

**原料** | 荔枝10个（去核），生姜50克，瘦肉100克，盐适量

**制作**

①将荔枝、生姜、瘦肉分别洗净，生姜切小片，瘦肉切小块。
②锅中注入适量清水烧开，倒入瘦肉，拌匀，煮4分钟后捞出。
③另起锅，锅中注入适量清水烧热，倒入荔枝、生姜、瘦肉。
④用大火烧开后，转小火煮30分钟至食材熟透。
⑤放入盐，稍微搅拌，即可关火装碗。

# 经络理疗法

**对症基础穴**　肾俞　+　腰阳关　+　大肠俞　+　八髎

**穴位定位**
❶**肾俞**：位于腰部，当第二腰椎棘突下，旁开1.5寸。
❷**腰阳关**：位于腰部，当后正中线上，第四腰椎棘突下凹陷中。
❸**大肠俞**：位于腰部，当第四腰椎棘突下，旁开1.5寸。
❹**八髎**：位于骶椎，左右共8个穴位，分别在第一、二、三、四骶后孔中。

## 点揉肾俞穴

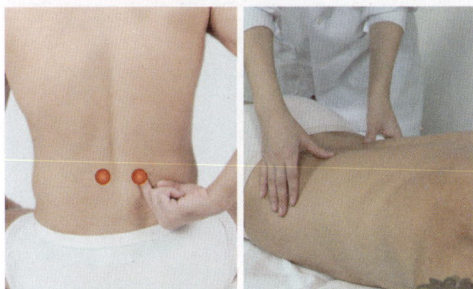

➡**操作方法**
将双手拇指同时放于两侧肾俞穴上，点揉
3~5分钟。

## 按揉腰阳关穴

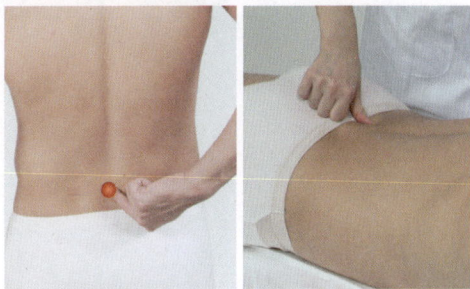

➡**操作方法**
将拇指指腹放于腰阳关穴上，用力按揉
2~3分钟。

## 揉按大肠俞穴

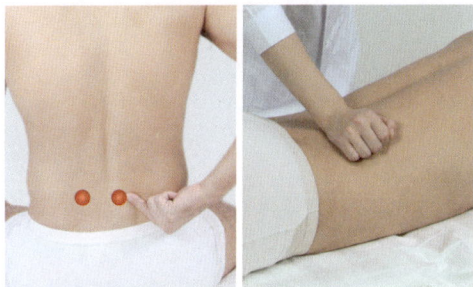

➡**操作方法**
将手掌掌根放于两侧大肠俞穴上，以环形揉
按至局部酸胀。

## 搓揉八髎穴

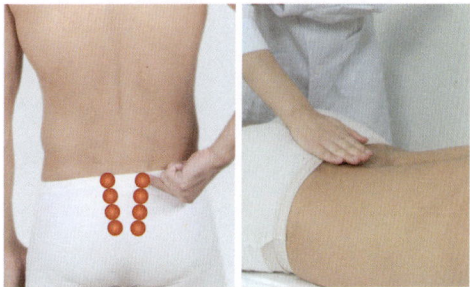

➡**操作方法**
将手掌放于八髎穴上，用力搓揉3~5分
钟，以局部酸胀为宜。

# 慢性肾炎
## —— 莲子益肾茶，护肾效果佳

- **病症简述：** 慢性肾炎起病方式各有不同，病情迁延，病变进程缓慢，可有不同程度的肾功能减退，具有肾功能恶化倾向和最终发展为慢性肾衰竭的一组肾小球病。
- **主要症状：** 临床表现呈多样性，蛋白尿、血尿、高血压、水肿为其基本临床表现。
- **致病原因：** 仅有少数慢性肾炎是由急性肾炎发展所致，大部分慢性肾炎的发病机制是免疫介导炎症。

## 慢性肾炎应急食疗方

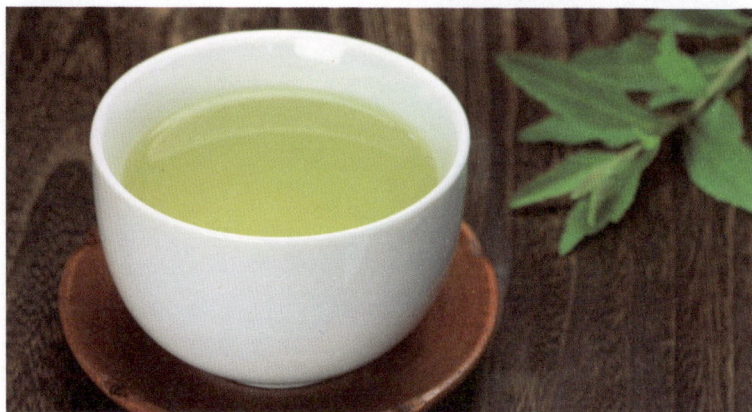

### 莲子益肾茶

莲子具有补脾、益肺、养心、益肾和固肠等作用。常饮此茶有养心健脾、益肾固本之功效，能利水消肿、减轻肾脏负担。

**原料** | 莲子30克，茶叶5克，红糖30克

**制作**

①将莲子洗净，用温水泡5小时后捞出。

②锅中注入适量清水烧热，放入莲子和红糖。

③大火烧开后，转小火煮30分钟至莲子熟透。

④将准备好的茶叶泡开。

⑤将茶汁兑入煮好的汤汁中即可。每日1剂，分2次服。

# 经络理疗法

**对症基础穴**　内关　＋　神门　＋　涌泉　＋　肾俞

**穴位定位**
❶**内关**：位于前臂正中，腕横纹上2寸。
❷**神门**：位于腕部，腕掌侧横纹尺侧端，尺侧腕屈肌腱的桡侧凹陷处。
❸**涌泉**：位于足前部凹陷处，第二、三趾趾缝纹头端与足跟连线前1/3处。
❹**肾俞**：位于腰部，当第二腰椎棘突下，旁开1.5寸。

## 揉按内关穴

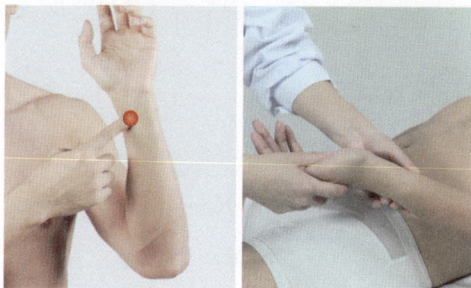

➡**操作方法**
将拇指指腹放于内关穴上，力度由轻渐重揉按1~2分钟。

## 揉按神门穴

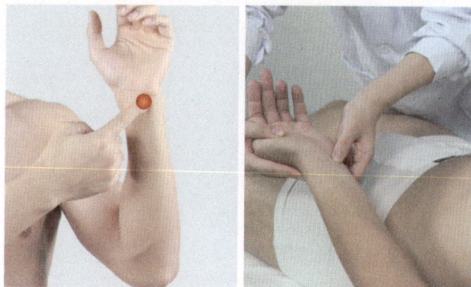

➡**操作方法**
将拇指指腹放于神门穴上，揉按3分钟。

## 点按涌泉穴

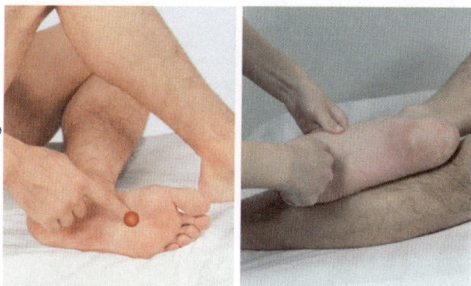

➡**操作方法**
用食指第二关节点按涌泉穴3~5分钟。

## 灸治肾俞穴

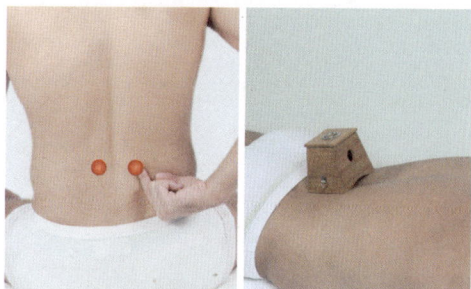

➡**操作方法**
将点燃的艾灸盒放于肾俞穴上灸治10~15分钟，以穴位有温热感为宜。

# 足浴足疗法

NO.1 ## 足部反射区按摩法

足浴的同时，按摩以下反射区，可以更好地辅助治疗慢性肾炎。

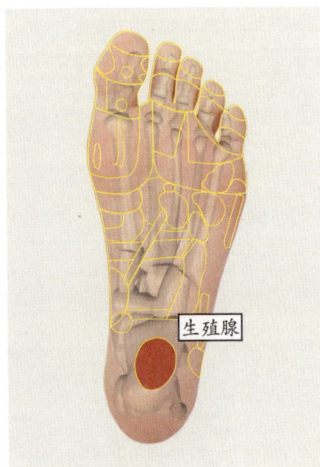

生殖腺

外尾骨

肾

➡ **按摩生殖腺反射区**
用拇指指腹按压法按压生殖腺反射区2~5分钟。

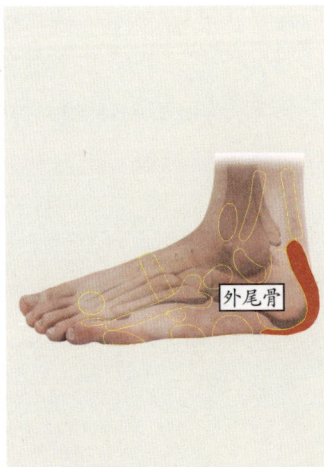

➡ **按摩外尾骨反射区**
用拇指指腹按压法按压外尾骨反射区2~5分钟。

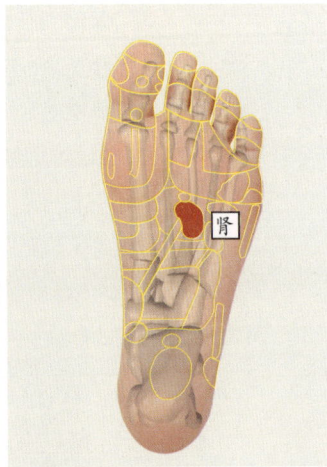

➡ **按摩肾反射区**
用掐法掐按肾反射区2~5分钟，以局部酸痛为宜。

NO.2 ## 足浴应急良方

【配方】桂枝30克，茯苓、当归、白术各20克，柴胡、牛膝、干姜各15克

桂枝30克　茯苓20克　当归20克　白术20克

柴胡15克　牛膝15克　干姜15克

【用法】将以上药物倒入锅中，加3000毫升水浸泡，半小时后用大火煮沸后再转小火煮半小时，滤除药渣，将药液倒入盆中，待温度不烫皮肤时，放入双足浸泡15分钟。

泡脚　　每次15分钟　　每日1次

154

阳痿
——艾灸足疗阳痿从根治

● **病症简述：** 阳痿又称勃起功能障碍，是指在有性欲要求时，阴茎不能勃起或勃起不坚。

● **主要症状：** 阴茎不能完全勃起或勃起不坚，可伴有焦虑、急躁等症状。

● **致病原因：** 房事不节制，手淫过度；过于劳累、疲惫；情绪异常兴奋、激动等。

## 阳痿应急食疗方

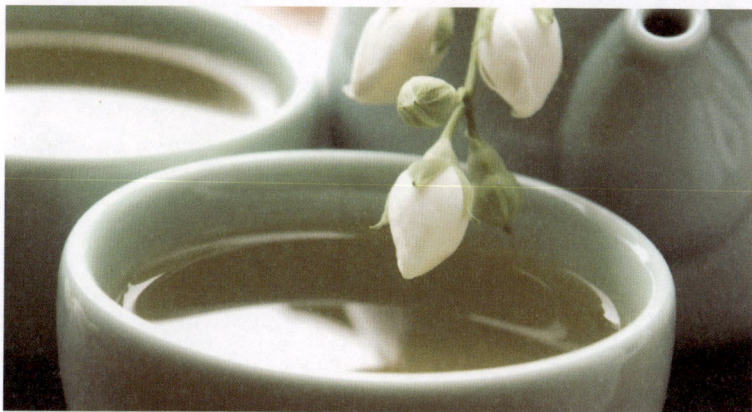

## 淫羊藿饮

**淫羊藿补肝肾、强筋骨、助阳益精、祛风湿。本方可壮阳，治疗阳痿早泄、腰酸腿痛、耳鸣、目眩等症。**

**原料** │ 鲜淫羊藿200克

**制作**

①将淫羊藿剪碎焙干。

②用水煎服，开水冲泡亦可，每日3次。

# 经络理疗法

| | |
|---|---|
| **对症基础穴** | 曲骨 + 三阴交 + 三焦俞 + 膀胱俞 |
| **穴位定位** | ❶**曲骨：**位于下腹部，前正中线上，耻骨联合上缘的中点处。 |
| | ❷**三阴交：**位于小腿内侧，当足内踝尖上3寸，胫骨内侧缘后方。 |
| | ❸**三焦俞：**位于腰部，当第一腰椎棘突下，旁开1.5寸。 |
| | ❹**膀胱俞：**位于骶部，当骶正中嵴旁1.5寸，平第二骶后孔。 |

## 灸治曲骨穴

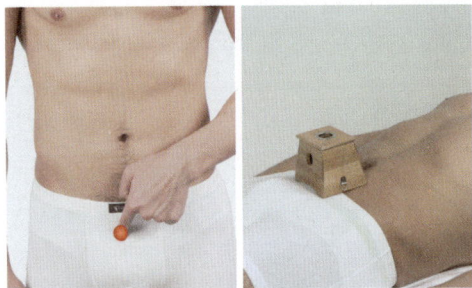

➡**操作方法**

将点燃的艾灸盒放于曲骨穴上灸治10～15分钟，以穴位有温热感为宜。

## 灸治三阴交穴

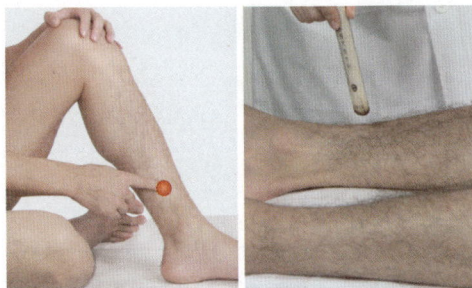

➡**操作方法**

用艾条温和灸法灸治三阴交穴15分钟，以穴位有温热感为宜。

## 灸治三焦俞穴

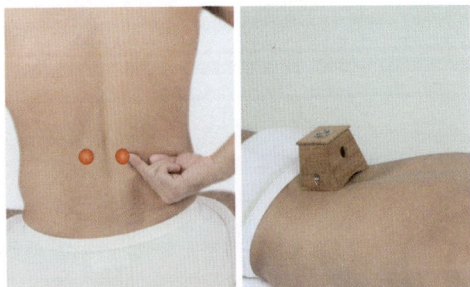

➡**操作方法**

将点燃的艾灸盒放在三焦俞穴灸治15分钟，以有酸胀感为宜。

## 灸治膀胱俞穴

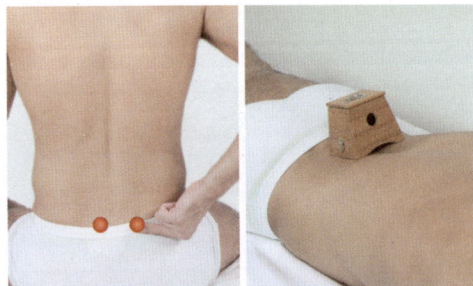

➡**操作方法**

将点燃的艾灸盒放在膀胱俞穴灸治15分钟，以有酸胀感为宜。

# 足浴足疗法

## NO.1 足部反射区按摩法

足浴的同时，按摩以下反射区，可以更好地辅助治疗阳痿。

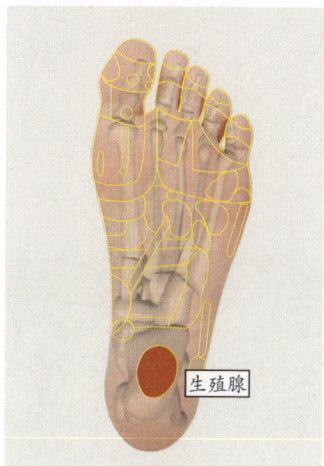

生殖腺

尿道、阴道

肾

**➡按摩生殖腺反射区**

用拇指指腹按压法按压生殖腺反射区2~5分钟。

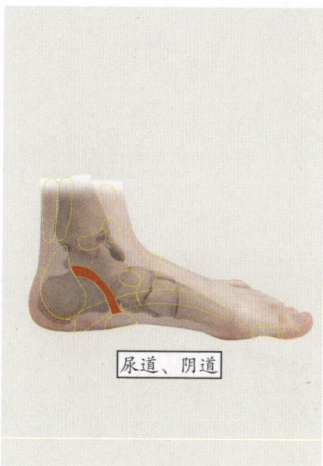

**➡按摩尿道、阴道反射区**

用拇指指腹按压法按压尿道、阴道反射区2~5分钟。

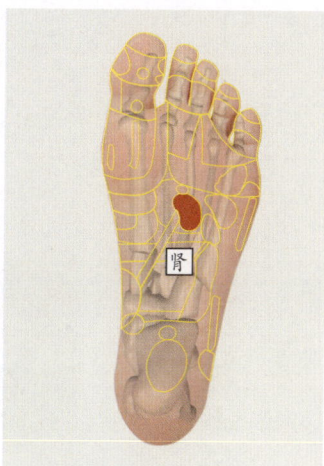

**➡按摩肾反射区**

用掐法掐按肾反射区2~5分钟，以局部酸痛为宜。

## NO.2 足浴应急良方

【配方】香附、乌药各30克，当归、杜仲、巴戟天、远志各20克

香附30克　　乌药30克　　当归20克

杜仲20克　　巴戟天20克　　远志20克

【用法】将以上药物倒入锅中，加3000毫升水浸泡，半小时后用大火煮沸后再转小火煮半小时，滤除药渣，将药液倒入盆中，待温度不烫皮肤时，放入双足浸泡15分钟。

泡脚　　每次15分钟　　每日1次

# TOP09

## 早泄

——关元中极调畅任脉不早泄

- **病症简述：** 早泄是指阴茎插入阴道不到1分钟甚至刚触及阴道口便发生射精，不能进行正常性交的病症。
- **主要症状：** 准备性交时男女双方刚接触或尚未接触时男方即射精；或性交中阴茎插入阴道后抽动数下即射精，阴茎随即萎软。
- **致病原因：** 房事不节制，手淫过度；过于劳累、疲惫；情绪异常兴奋、激动等。

### 早泄应急食疗方

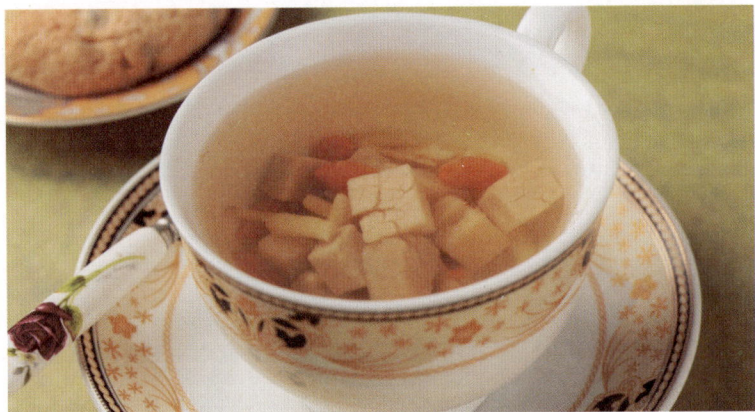

### 茯苓枸杞茶

枸杞性平、味甘，能补肾益精；茯苓性淡、味甘，能健脾利尿；红茶能利尿提神，是治疗小便不利的理想饮料。三者配伍煮茶，经常饮用，有助于治疗早泄。

**原料** ｜ 茯苓100克，枸杞50克，红茶100克

**制作**
①将枸杞、茯苓分别洗净。
②红茶用沸水焖泡3分钟后，去渣取汁。
③锅中注入适量清水烧热，放入枸杞和茯苓。
④用大火煮沸，转小火煮10分钟。
⑤倒入红茶水，大火煮沸，转小火煮3分钟即可。

# 经络理疗法

**对症基础穴**　肾俞　＋　关元　＋　中极　＋　阴陵泉

**穴位定位**
❶**肾俞：**位于腰部，当第二腰椎棘突下，旁开1.5寸。
❷**关元：**位于下腹部，前正中线上，当脐中下3寸。
❸**中极：**位于下腹部，前正中线上，当脐下4寸。
❹**阴陵泉：**位于小腿内侧，当胫骨内侧髁后下方凹陷处。

## 灸治肾俞穴

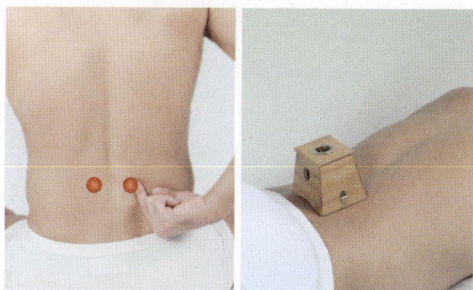

➡**操作方法**
用点燃的艾灸盒灸治肾俞穴10分钟，以穴位有温热感为宜。

## 灸治关元穴

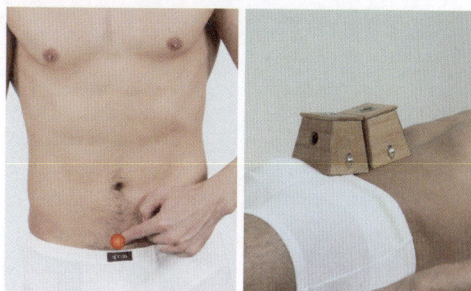

➡**操作方法**
用点燃的艾灸盒灸治关元穴10分钟，以穴位有温热感为宜。

## 灸治中极穴

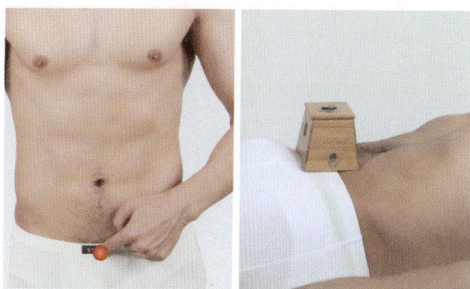

➡**操作方法**
用点燃的艾灸盒灸治中极穴10分钟，以穴位有温热感为宜。

## 灸治阴陵泉穴

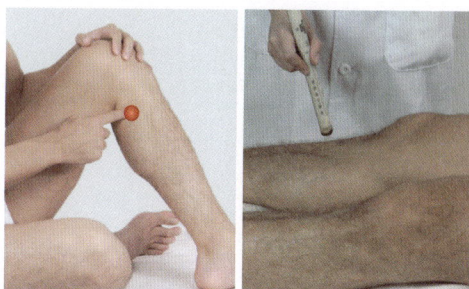

➡**操作方法**
用艾条温和灸法灸治阴陵泉穴10分钟，以穴位有温热感为宜。

# 足浴足疗法

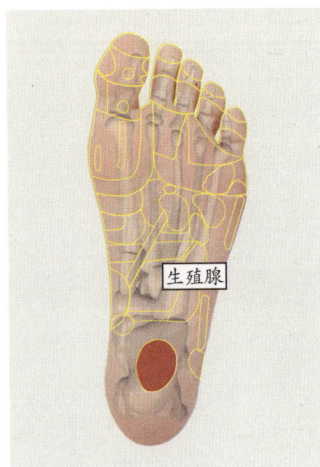

**NO. 1** ## 足部反射区按摩法

足浴的同时，按摩以下反射区，可以更好地辅助治疗早泄。

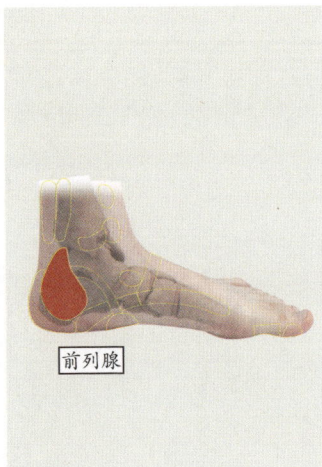

生殖腺

前列腺

肾上腺

**➡按摩生殖腺反射区**
用单食指叩拳法顶压生殖腺反射区2~5分钟。

**➡按摩前列腺反射区**
用单食指叩拳法顶压前列腺反射区2~5分钟。

**➡按摩肾上腺反射区**
用单食指叩拳法顶压肾上腺反射区2~5分钟。

**NO. 2** ## 足浴应急良方

【配方】益智仁、王不留行各30克，黄芪、茯苓、车前子各20克，大黄、升麻各10克

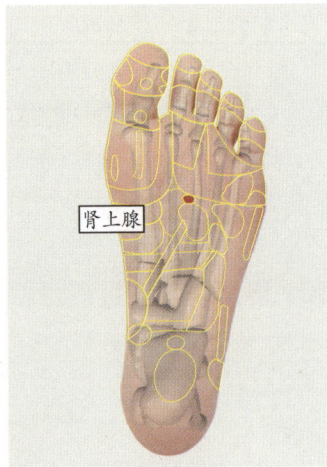

益智仁30克　王不留行30克　黄芪20克　茯苓20克

车前子20克　大黄10克　升麻10克

【用法】将以上药物倒入锅中，加3000毫升水浸泡，半小时后用大火煮沸后再转小火煮半小时，滤除药渣，将药液倒入盆中，待温度不烫皮肤时，放入双足浸泡15分钟。

泡脚　　每次15分钟　　每日1次